络以治微

主编 徐灿坤 黄延芹

U0293877

山东科学技术出版社

图书在版编目（CIP）数据

络以治微/徐灿坤，黄延芹主编.—济南：山东科学技术出版社，2019.12（2021.1重印）

ISBN 978-7-5331-9982-1

Ⅰ.①络…Ⅱ.①徐…②黄…Ⅲ.①糖尿病—并发症—血管疾病—中西医结合疗法Ⅳ.① R587.205 ② R543.05

中国版本图书馆 CIP 数据核字(2019)第272386 号

络以治微
LUOYIZHIWEI

责任编辑：马　祥
装帧设计：郭雷鸣

主管单位：山东出版传媒股份有限公司
出 版 者：山东科学技术出版社
　　　　　地址：济南市市中区英雄山路 189 号
　　　　　邮编：250002　电话：（0531）82098088
　　　　　网址：www.lkj.com.cn
　　　　　电子邮件：sdkj@sdcbcm.com
发 行 者：山东科学技术出版社
　　　　　地址：济南市市中区英雄山路 189 号
　　　　　邮编：250002　电话：（0531）82098071
印 刷 者：北京时尚印佳彩色印刷有限公司
　　　　　地址：北京市丰台区杨树庄103号乙
　　　　　邮编：100070　电话：（010）68812775

规格：16 开（710mm×1000mm）
印张：13　字数：220 千　印数：1~500
版次：2021 年 1 月第 1 版 第 2 次印刷
定价：52.00 元

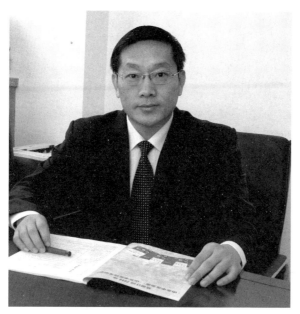

徐云生教授工作近照

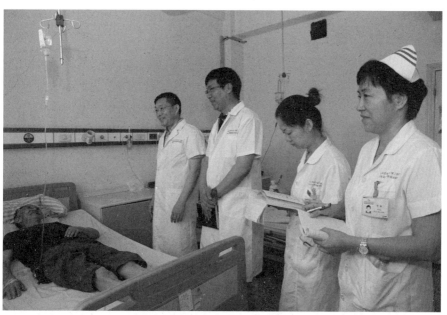

徐云生教授临床查房照

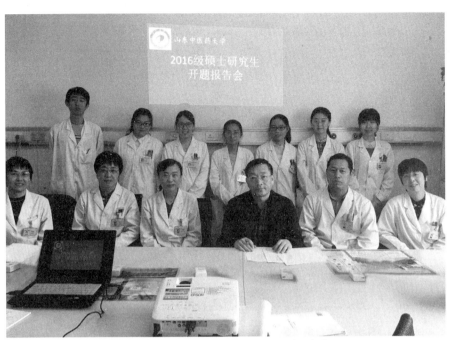

徐云生教授指导研究生开题报告会

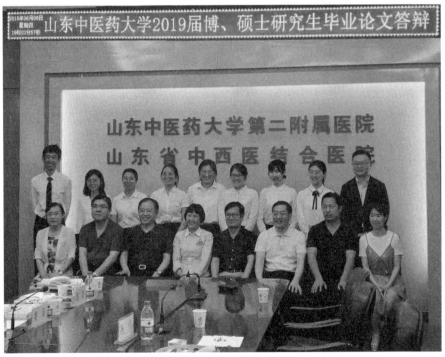

徐云生教授指导研究生论文答辩会

作者简介

徐灿坤，男，医学博士，2006 年 7 月毕业于天津医科大学，山东中医药大学副教授、硕士研究生导师，山东省泰山学者徐云生教授团队核心成员，山东中医药大学第二附属医院内分泌科副主任、副主任医师，全国第五批名老中医药专家学术经验继承人，全国名中医药专家冯建华传承工作室负责人。从事内分泌临床和教学工作十余年，在内分泌及代谢性疾病的诊治方面积累了较为丰富的临床经验，擅长甲状腺疾病、糖尿病及其急慢性并发症的中西医结合诊治。

黄延芹，女，医学博士，2014 年 7 月毕业于山东中医药大学，山东中医药大学附属医院内分泌科副主任医师、硕士研究生导师，山东省泰山学者徐云生教授团队核心成员，山东省优秀中青年保健人才，山东省中医药五级师承学术继承人。擅长运用中医药治疗糖尿病及其并发症、甲状腺疾病、高脂血症、肥胖症、更年期综合征、脱发、痛风等内分泌相关疾病。

徐云生教授是山东省泰山学者特聘专家，山东省有突出贡献的中青年专家，山东省名中医药专家，博士研究生导师。现任山东中医药大学第二附属医院院长，内分泌学科带头人。致力于中医药防治内分泌与代谢性疾病的临床研究 30 余年，尤其擅长糖尿病及其并发症、各种甲状腺疾病的诊治，且对代谢综合征、单纯性肥胖、高脂血症、青年痤疮、月经病、多囊卵巢综合征、不孕不育症、亚健康、老年病，以及心脑血管疾病等均有独到诊治经验。

徐教授从事中医学的临床和科研、教学工作 30 余载，临证经验丰富，擅用经方，效如桴鼓，活人无数；重视科研工作，多次承担国家及省自然基金课题研究，重视临床和基础的结合；擅长传帮带，建成了一支工作扎实、团结进取的学术传承团队。

徐教授在学术上首重经典，师古而不泥古，注意继承和创新，倡导充分利用现代科技手段研究并发展中医药，主张中西医结合。他认为中西医只有相互取长补短、扬长避短，才能充分发挥中西医结合的优势，提高疗效，将中医理论与临床疗效提高到一个新的水平。另外，徐教授在处方用药方面，擅用经方、成方化裁治疗疾病，同时还能参照当代药理研究而用药。其方药既遵法度，又有新的内容和意义，临床疗效切实可靠，为中医学的遣方用药增加了新的内涵，提高了中医辨证论治的水平。徐教授在临证时强调辨病与辨证相结合，辨病让患者以明了，辨证让学生以识证，病证结合，逐步形成了独特的医疗风格和学术思想。

本书系统总结了徐云生教授从络论治糖尿病微血管并发症的学术思想和临证经验，论证了中医学的消渴病与西医学的糖尿病之间的关系，总结出络脉瘀阻在糖尿病及其微血管并发症的发生发展过程中的重要作用，提出络病是糖尿病微血管并发症发生的重要病理基础，深入探讨了通络法治疗糖尿病及其微血管并发症的研究，提出"络以治微"法则，研制出临证经验方——糖络通，经过临床观察和实验研究，证实"糖络通"可以有效减少并延缓糖尿病微血管并发症的发生，为糖尿病及其微血管并发症的治疗提供了新的思路和方法。

全书共六章：第一章络病学基础，系统总结了络脉－络病理论溯源及现代发展概况；第二章糖微机制，探讨了糖尿病微血管并发症的发病机制，提出了络病是糖尿病微血管并发症的病理基础；第三章络以治微，提出了"络以治微"的法则，即从络论治糖尿病慢性微血管并发症，系统总结了活血化瘀通络法在防治糖尿病及其微血管并发症中的意义；第四章通络法研究，探讨总结了通络法在临床上的应用研究；第五章糖络通研究，介绍了徐教授临证经验方——糖络通治疗糖尿病微血管并发症（糖尿病肾病、糖尿病视网膜病变等）临床及实验研究；第六章经验进展，系统总结了徐教授治疗糖尿病微血管并发症的临床经验，并梳理了中医药治疗糖尿病微血管并发症的临床进展，具有较强的实用性和推广价值。

编者作为徐云生教授泰山学者团队的核心成员，今不揣鄙陋，将徐教授治疗糖尿病微血管并发症方面的学术经验整理出来，以期为中医事业的发展添砖加瓦，希望对读者有所启发。

由于编者资质和能力有限，对徐教授的学术思想和临证经验领会还不够深刻，且资料搜集难以概全，所以疏漏在所难免。书中如有不妥之处，敬请同道斧正！

编　者

2019 年 7 月 10 日

CONTENTS 目录

1

络病学基础

第一节　络脉－络病理论溯源及现代发展概况

　　络脉和络病的论述很早就见于中医经典著作中。《黄帝内经》（以下简称《内经》）中所论的"络"泛指各类络脉。经脉是人体运行气血的主干，而广义上的络脉是由经脉支横别出、运行气血的分支，狭义的络脉可细分为气络之络、脉络之络。络脉从经脉分出后，逐层细分，由别络分至孙络。络脉当气血充盈，畅行无阻。络病指各种病理状态下出现络脉气血虚衰或运行不畅所致的一系列疾病病机的总称。络病并非一个独立的病种，而是广泛存在于多种内伤疑难杂病和外感重症中的病理状态。

　　溯源崇本，络脉－络病理论的形成和发展过程经历了《内经》的理论奠基，《伤寒杂病论》"络病证治"雏形，晋、唐、宋、金、元及明、清医家"络病"理论与实践的进一步发挥等阶段，最终由当代医家继承创新，而形成系统的络病学。

一、春秋战国时期——理论奠基时代

　　络脉－络病理论源于经典著作《内经》《难经》。《内经》包括《素问》和《灵枢》两部分，其中有大量关于络脉的病理描述，为后世络病学说提供了宝贵的文献资料。如《灵枢·脉度》指出"经脉为里，支而横者为络，络之别者为孙"，提出脉分经、络、孙。《素问·调经论》云："风

雨之伤人也，先客于皮肤，传入于孙脉，孙脉满，则传入于络脉，络脉满，则输于大经脉。"该书首次提出"络"的概念，指出络脉是从经脉支横别出、逐层细分、纵横交错、广泛分布于脏腑组织间的网络系统，是维持生命活动和机体内环境稳定的网络结构；并出现了一系列以"络"为中心的提法，如络、络脉、血络、阴络、阳络及孙络等，奠定了络脉与络病的理论基础。

《素问·经络论》曰："经有常色，而络无常变也。"经之常色者，"心赤、肺白、肝青、脾黄、肾黑，皆亦应其经脉之色也""阴络之色应其经，阳络之色变无常，随四时而行也"。这是指生理状况下，人体的阳络会随四季气候变化而发生一定程度的改变。

《素问·举痛论》说："寒气客于脉外则脉寒，脉寒则缩蜷，缩蜷则脉绌急，绌急则外引小络，故卒然而痛。"指出外界气候寒冷可导致络脉呈收引挛缩状态，造成气血运行不通而痛，成为后世"脉络拘急"病机的来源。该篇又云："寒气客于小肠膜原之间，络血之中，血泣不得注于大经，血气稽留不得行，故宿昔而成积矣。"《灵枢·百病始生》同样指出"卒然多食饮则肠满，起居不节，用力过度，则络脉伤，阳络伤则血外溢，血外溢则衄血，阴络伤则血内溢，血内溢则后血，肠胃之络伤，则血溢于肠外，肠外有寒，汁沫与血相搏，则并合凝聚不得散，而积成矣。"寒气侵袭客于络中，与血相搏结，凝滞于络脉之中，血行不畅，发为络病。

《灵枢·九针十二原》及《素问·三部九候论》分别提出了"望络""扪络"等特殊的诊断方法和"刺络出血"等治络方法，初步形成了络脉及其证候学的雏形，奠定了络病学说的基础。《素问·调经论》亦指出"病在脉，调之血；病在血，调之络"，也是以络脉为治疗对象，反映了络脉与血脉的关系。《难经·二十二难》曰："气主煦之，血主濡之。气留而不行者，为气先病也；血壅而不濡者，为血后病也。"反映了络脉的生理功能和病理变化，给后世医家较大启发。后世提出络脉的生理功能分为经络之络（气络）和脉络之络（血络），经络之络运行经气，脉络之络运行血液，当源自于此。《难经·十四难》对"损脉之为病"描述为"一损损于皮毛，皮聚而毛落；二损损于血脉，血脉虚少，不能荣于五脏六腑。"说明了疾病的发生、病理变化、症状、传变和预后。其后"治损之法"描述为"损其肺者，益其气；损其心者，调其荣卫"，则提出了病损之后的治疗法则，具有一定的临床意义。由上也可看出，心与血脉是密切联系、相互贯通的，为后世所谓"心－血－脉"一体说提供了有力证据。《难经·三十难》曰："其清者为荣，浊者为卫，荣行脉中，卫行脉外……阴阳相贯，如环之无端，故知荣卫相随也。"这一观点与《内经》如出一辙，水谷精微化为营血运行于脉中，环流入五脏六腑以养之。临床上因营血瘀滞、络脉瘀阻所致的病证可采取活血化瘀通络之法治之，血行畅通，脏腑得养，则病去自安。

《内经》作为中医理论体系的奠基之作，同时也为络病学说奠定了理论基础。其中首次提出"经络"概念，并设"经络论"专篇论述经、络之色的常与变。书中记载的"络"多数用作动词，为"络属"之义，而用之为名词时则多为络脉、络病之类，并记载了从经脉支横而出的络脉循行和分布规律，论述了络脉的生理功能和病理变化，阐释了察络诊病方法和络病治法，形成"（血）脉络"与"经（气）络"两大相对独立的学术研究领域，为后世病学科两大分支的发展方向奠定了基础。

二、汉代——"络病证治"雏形

汉代张仲景充分吸收《内经》《难经》等理论成果，并将理论应用于实践，指导临床，成为后世推崇的临床实践家。其著作《伤寒杂病论》成为中医学临床辨治的奠基之作。其中论述的络脉病证及有关病证的病机、治法及方药，极大地启发了后世医家。如《伤寒论·辨阳明病脉证并治》第 202 条："阳明病，口燥，但欲漱水，不欲咽者，此必衄。"本条论述阳明病热入血分致衄的病证。阳明经乃多气多血之经，邪热入于阳明，热伤血络，迫血妄行，又阳明之脉起于鼻，故血必由鼻出也。《金匮要略·中风历节病脉证并治第五》云：中风"邪在于络，肌肤不仁。"《金匮要略·血痹虚劳病脉证并治第六》云："血痹，阴阳俱微，寸口关上微，尺中小紧，外证身体不仁，如风痹状。"患者出现肌体麻痹的症状，乃邪阻络脉，营血不能畅行于脉管中，络脉痹阻，肌肤失养所致。究其病机，本因气血不足，外受风寒湿邪，阴血滞涩络脉而为病。治疗以黄芪桂枝五物汤振奋阳气，温通血脉，调畅营卫。后世临床实践中将其发展为"从虚论治络病"这一论点。另外，此篇中大黄䗪虫丸的组方运用了虫类药活血搜络化瘀，对后世通心络胶囊等中药的研发与应用有一定的启发作用。

《金匮要略·惊悸吐衄下血胸满瘀血病脉证治第十六》中关于瘀血脉证的论述，乃为瘀血阻滞血脉，气机痞塞，营血不能外荣，津液不能敷布所致。其治疗有法无方，但可在"当下之"原则下选用他篇中活血化瘀之方，如下瘀血汤、抵当汤治之。这为后世活血化瘀通络法治疗类似病证提供了宝贵的经验。再如《金匮要略·妇人妊娠病脉证并治第二十》论及癥病，因是络脉瘀阻，气血运行不畅，经水异常，渐至停经，日久血不归经，则漏下不止。治当以桂枝茯苓丸消瘀化癥，使瘀去血止。后世加以发挥，凡病机与瘀血阻络、寒湿凝络等相关的病证，都可用此方加减化裁治之。

张仲景在《伤寒杂病论》中首次提出"脉络"概念和"营卫不通，血凝不流""血脉相传、壅塞不通"的脉络病机，设立胸痹心痛、中风、惊悸、心水（心积）等脉络病变专篇，对其病因病机、辨证分型、治疗原则等进行详细阐述，创制系列治疗脉络病变的方药，并围绕内伤杂病如积聚、消渴、历节等病分篇予以详述，为络病理论中气络疾病防治规律的研究奠定了临床证治基础。

三、晋唐宋金元时期——继续发展阶段

西晋·王叔和的《脉经》曰："内结者，病疝瘕也""寒为疝瘕积聚，腹中刺痛"。内虚感受外邪，气血运行不畅，凝滞于脉管内，发为疝瘕积聚之类病证，而"腹中刺痛"正是血瘀证的表现之一。可见，《脉经》所论络脉–络病理论与《内经》《难经》是一致的。

隋唐时期，巢元方的《诸病源候论》在分析疾病各种证候成因时引入络脉理论，论述了多种与络脉相关的证候，极大地丰富了络脉学说。如《诸病源候论·虚劳病诸候》曰："劳伤之人，阴阳俱虚，经络脉涩，血气不利。若遇风邪与正气相搏，逢寒则身体痛，值热则皮肤痒。"治疗可用导引之法，以解络脉。

"医风先医血，血行风自灭"（《妇人大全良方》），为宋代医家陈自明治疗妇人邪风久留筋络之法。血气不足，风邪入侵，流窜经络，阻碍气

血，血络闭阻，以致出现肌肤麻木、半身不遂等症。治疗时从养血行血着手，使脉络通利、血液畅行，则邪风自无可容之地。

《太平惠民和剂局方》列传世名方小活络丹（炮川乌、炮草乌、地龙、炮天南星、制乳香、制没药），其祛风除湿、化痰通络、活血止痛，治风寒湿痹、肢体疼痛之功能。此方仍为今人所用，其临床价值可见一斑，对络病治疗学也有一定指导意义。

朱丹溪在《丹溪心法》中所论诸多病证对"络病学说"理论与临床有极大的指导价值。如胁痛、腰痛等篇论述了瘀血、寒湿阻络，以致络脉不通，形体失养而发痛证；头痛篇中描述了血虚头痛的病理及治法，主要以芎归汤补血活血、疏通络脉治疗。

四、明清时期——承前启后阶段

明·张介宾的《景岳全书》曰："有诸中必形诸外，故血气盛者脉必盛，血气衰者脉必衰，无病者脉必正，有病者脉必乖。"意为气血盛者则脉道充盈，气血衰少则脉道虚衰不能充盈；健康者脉来平和，有疾者脉来乖逆。虽然描述的是脉诊，却可推演至络脉，络脉冲和调达则疾无所生，络脉虚衰、气血运行失常则病由所致。明·江瓘《名医类案》载："东垣治一人，露宿寒湿之地，腰痛不能转侧，胁搐急，作痛月余。"辨证乃"足太阳（膀胱）、足少阴（肾）血络有凝血作痛，间有一二症，属少阳胆经外络脉病，皆去血络之凝乃愈。"治疗以通其经络，破除络脉中之败血，络脉通，气血冲和，腰部得养，痛自除。明末清初的喻嘉言所著之《医门法律》，力呼"十二经脉，前贤论之详矣，而络脉则未之及，亦缺典也"，也突出了络脉在医学领域的重要性。"若营气自内所生诸病，为血、为气、为痰饮、为积聚，种种有形，势不能出于络外。"络脉内生有形之邪，蓄积于内，不能畅达，发为痰饮、瘀血、积聚之类病证。在临证时，详辨证候，确立治则，明列方药，承前人之所成，启后世之法门。

清代名医叶天士在前人关于络脉研究的基础上，提出"久病入络""久痛入络"的著名论断，从全新的角度揭示一般疾病由气及血的演变规律，总以络脉阻滞为特点，开创化瘀、化痰、理气、补虚等法以达通络之效。《临证指南医案》"胁痛"篇记载："嗔怒动肝，寒热旬日，左季胁痛，难以舒转，此络脉瘀痹。"叶氏将因情志所伤日久，复加寒热之邪，伤及血络，而致胁痛的病机归为络脉瘀痹。"疝"篇论及"邪与气血两凝，结聚络脉"，络脉绌急而为疝。络脉拘急可在络脉瘀阻的基础上发生，又可进一步加重络脉瘀阻，二者相互影响。"吐血"篇所谓"据病原起于忧郁，郁勃久而化热，蒸迫络脉，血为上溢。凝结成块者，离络留而为瘀也"，具体描述了络脉损伤而吐血的基本病理变化，其后附有方药，可谓论之详尽。叶氏的络病理论及通络法在其著作中体现得淋漓尽致，其作品成为后世络病学说的奠基之作，为后世开启了新的辨证思路和用药规律，影响巨大。

清·程钟龄首创"八法"，在其著作《医学心悟·痹》中提出"通则不痛，痛则不通"的著名论断，并总结出温经散寒除湿、养血祛风、活血通络等治法。细研组方特色，以通络为首要治则，络脉通，气血和，风寒湿除，则邪去痹痛自止。清·周学海在《读医随笔》中曰"又叶天士谓久病必治络。其说谓病久气血推行不利，血络之中必有瘀凝，故致病气缠延不去，必疏其络而病气可尽也"，进一步体现了叶氏"久病入络"说，治疗之法为疏通血络，通畅气血，则病气去也。近代所谓疾病后期之"络阻态"可以此作为理论来源。

清·王清任在《医林改错》中将补气与活血通络法相结合，并创立名方补阳还五汤，使气旺而血行，活血而不伤正，共奏补气活血通络之功。此方为后世中风后遗症络脉瘀阻证治之代表方。其中，"查患头疼者，无表症，无里症，无气虚、痰饮等症，忽犯忽好，百方不效，用此方一剂而愈。"瘀阻脑络之头痛，当活血行气，通络止痛。清·唐容川在《血证论》中倡止血、消瘀、宁血、补虚治血四法，更注重消瘀一法，唯恐离经之血留瘀成病，强调"凡治血者，必先以去瘀为要"。

唐、宋、明、清诸多医家进一步发展了络病理论和络病证治，尤其是叶天士继承发展了前人关于络脉的学术成果，提出"久病入络""久痛入络"的著名论断，开创了络病学说的新空间，从全新的角度揭示一般疾病由气及血的演变规律，总以络脉阻滞为特点，开创化瘀、化痰、理气、补虚等法以达通络之效。

五、近现代——开创了络病学的崭新时代

自 20 世纪以来,络病学在一代代名医的继承与发扬下,与现代医学观念相结合,逐步形成"络病学"的系统理论。近 30 年来涌现出一批致力于络脉－络病理论和临床研究的医药学工作者。正是在这些医学家的积极努力下,这一学说得以突破藩篱,不断创新。

王永炎院士系统介绍了络脉研究概况,提出了络病的概念,初步探讨"病络"与"络病"内涵的异同。邱幸凡教授对《内经》络脉理论进行了整理,并著述《络脉理论与临床》。史常永教授阐发了络病学说及其治法精要,对络脉与络病理论的文献整理做出了重要贡献。雷燕教授提出瘀毒阻络既是多种慢性疾病迁延难愈的病理基础,也是一些急性病症发展和深入的病机所在,提示久病和急症有着共同的发病学基础。张伯礼院士指出,微循环障碍可能是"久病入络"的病理实质。霍清萍自创化瘀通络汤配合肝素、复方丹参注射液、尿激酶等抗凝溶栓之中西协同方法治疗下肢深静脉血栓形成取得明显疗效。

吴以岭教授从 20 世纪 80 年代便开始了络病学说的理论探讨和临床应用研究,提出络病理论框架"三维立体网络系统",阐释络病基本病机特点,阐发络病证候和脏腑络病辨证论治,主要思想体现在著作《络病学》之中,并研发出通心络、参松养心胶囊等新药,且广泛应用于临床。同时结合现代医学对血管病变及微循环的研究,创立"脉络－血管系统"理论,认为作为从脉分支而出、遍布全身的网络系统的脉络与现代医学之中小血管及微循环基本相同,"脉络－血管系统病"在解剖结构上具有同一性,有着共同的发病机制和病机演变规律,并以此为切入点研究络脉生理功能及络病发病病因、病机、发病特点、辨证、治疗,初步建立"络病证治"体系,首次形成系统的络病理论,开创了络病学的崭新时代。

中医络病学说经历了 2 000 余年的发展,其理论体系逐步完善。经过现代学者的深入研究,中医络病学呈现出了崭新的面貌,成为医学界竞相研究的领域。作为新兴学科,"络脉－络病"理论与临床应用研究有待进一步加强。基于"临床－创新理论－践行临床－创新药物"的中医药学科

模式赋予了中医络病学科发展新的生命力，也将推动中医络病学科后续的全面发展。

（徐灿坤）

第二节　络脉的生理功能与病理特点

络脉由经脉支横别出，与经脉脏腑的关系十分密切，但又不同于经脉和脏腑。通络法是在络脉理论的指导下产生的，即基于络脉的独特生理功能、病理变化和病证特点而产生的治疗法则。

一、络脉的独特生理功能及其特点

络脉由经脉别出，其气源于经脉，并与经脉之气相通。因此，络脉具有与经脉相同的通行血气、沟通表里、传导信息、卫外抗邪等功能。另外，络脉的特殊组织结构，以及在脏腑组织中的特殊地位，致使络脉在生理功能及气血运行上具有与经脉不同的特点。

络脉源于经脉，从经分出后又广泛地、多层次地分支而出，形成了大络、别络、孙络、浮络等。络脉数目众多且结构复杂，正如《灵枢·脉度》中载"经脉为里，支而横者为络，络之别者为孙""当数者为经，其不当数者为络也"。络脉形态迂曲，四处布散，无处不到，纵横交错，相互贯穿于人体内外。其布散和循行于身体浅表部位者，则可视可见；其循行于脏腑内部者，则无法直接察及。络脉在外络于四肢百骸，在内深布于脏腑组织，人体的皮、肉、筋、骨、脉、髓、脏、腑均有各自的所属络脉，使其支持着各自的功能活动。可见，络体细小，分布广泛，具有束状弥散、网络全身的生理特点。

络脉除了分布广泛外，络中气血的流动呈现双向流注的特点，这与经脉的气血流动特点显著不同。在十四经脉循环的过程中，气血满溢时会源源不断地向表层阳络和深层阴络贯注，气血由经脉入别络、络脉、孙络、浮络，进而渗灌营养周身组织。孙络、浮络之气血满溢，也可回流进入经脉，即由孙络、浮络反注络脉，由络脉入别络，最后入经脉并参与经脉循环。正是这种双向流动的特点使得络脉能够担当起将经中气血渗贯濡养全身脏腑组织的重任。

络脉还有以下独特功能。

首先，络脉可以促进气血灌注，维持机体营养供应。《灵枢·本脏》中载"经脉者，所以行气血而营阴阳，濡筋骨，利关节者也"，而经脉中气血"营阴阳，濡筋骨，利关节"的作用主要是通过络脉来实现的，因而《灵枢·卫气失常》中言"血气之输，输于诸络"。另外，《灵枢·小针解》中言"节之交三百六十五会者，络脉之渗灌诸节者也"，指出络脉，特别是孙络，具有渗灌气血的作用。故张介宾《质疑录·脏腑经络》中说："十二经脉……外通络脉，则合孙络而渗皮毛。"

其次，络脉可以促进津血互化，维持津血代谢平衡。《灵枢·邪气脏腑病形》中言"十二经脉三百六十五络，其血气皆上于面而走空窍……其气之津液皆上熏于面"，表明血中的部分液体从孙络渗出脉外营养脏腑腠理，即为津液。反过来，脏腑腠理中的津液也可以通过孙络渗入经络之中，与血液化合，奉心化赤为血。如《灵枢·痈疽》中言："肠胃受谷，中焦出气如露，上注溪谷而渗孙脉，津液和调，变化而赤为血。"因而津血同源异流，在运行输布过程中，二者可以通过孙络互渗互化，以完成物质交换。

再次，络脉可以促进营卫内外交会，维持营卫阴阳贯通。《灵枢·营卫生会》中有营卫二者"五十而复大会"的论述，表明营卫是可以相互贯通的。而《素问·气穴论》中又言"孙络三百六十五穴会，亦以应一岁……以通营卫"，说明营卫的相互贯通主要集中在孙络处。正如张介宾所言："盖大络之血气，外出于皮肤而与孙络相遇，是以脉外之卫、脉内之营，相交通于孙络皮肤之间，孙脉外通于皮肤，内连于经脉，以通荣卫者也。"

此外，络脉还可以促进经气正常环流，维持人体气血畅通。《灵枢·动输》中言"黄帝曰：营卫之行也，上下相贯，如环无端，今有卒然遇邪气及逢大寒，手足懈惰，其脉阴阳之道，相输之会，行相失也，气何由还？岐伯曰：夫四末阴阳之会者，此气之大络也。四街者，气之径路也。

故络绝则径通，四末解则气从合，相输如环"，表明络脉加强了阴阳表里两经在体表四肢的联系，并成为表里两经经气贯通的渠道之一，对促进经气环流具有一定的意义，特别是在经脉受邪壅塞的病理状态下，这种途径对保证经气环流具有决定性的意义。

二、络脉的病理变化及特点

由于络脉具有促进气血贯注、维持机体营养供应，促进津血互化、维持津血代谢平衡，促进营卫内外交会、维持阴阳贯通，促进经气正常环流、维持人体气血畅通等多种功能，是人身气血津液精血渗濡脏腑组织的必由通络，而络体细小，分支众多，且双向流动，所以易被外感六淫或内生痰瘀毒邪阻滞，络脉痹阻，致使机体阴阳失调，气血津液精生成运行敷布障碍，进而可产生多种脏腑或肢体的相关病变。

络脉的病理变化一般包括络实络痹、络虚络痹、络脉绌急和络脉损伤四种。

络实络痹主要是邪气入络导致络中络气郁滞、络血瘀滞、络津凝聚等病理变化。气在络中运行不息，如邪气阻络，便会首先影响气机的运行而产生气机郁滞，邪壅络道则血行迟滞而形成瘀血，络中气滞也可影响络中血行而出现络中血瘀，邪客络中，络中津液运行不畅，或络阻津液不化而津凝成痰或停痰聚饮阻滞络脉，产生络脉的阻滞不通。此外，人体感受热邪，也会灼津成痰、炼血为瘀，以致痰瘀阻络。

络虚络痹主要是指络中气、血、津液不足而致络脉瘀阻为病。络中气、血、津的充实是络道通畅、络气无阻的重要条件之一，也就是说，一旦络中气、血、津不足，络脉空虚，灌注不足，便会影响到正常的气血流注，使气血运行迟缓，或停留于局部而为瘀。如络气不足，络中津血失于推动，则易停留而为痰、瘀。络中血津不足，络脉失充，则络脉运行不利，血津滞留而为瘀、痰。正如张锡纯《医学衷中参西录》中所言"因气血虚者，其经络多瘀滞"，说明络脉空虚的病理多有虚中夹实的情况，而络气不足尤易导致络中血瘀和津凝。故王清任《医林改错》中说"元气既虚，必不能达于血管，血管无力，必停留而瘀"，《关幼波临床经验选》也指出"气虚则血涩而痰凝"。

络脉细急是指感受外邪、情志过极、过度疲劳等因素引起的络脉收引挛缩、痉挛状态。络脉挛急则络中气血不通，不通则痛，临床上多表现为急性疼痛。络脉细急，既可由邪阻络脉而发生，也可因正气虚衰、络脉失养而导致，但前者痛重，后者痛轻。由于寒性收引，易致不通，所以因寒致络脉细急者较为常见。故《素问·举痛论》说："寒气客于脉外则脉寒，脉寒则缩蜷，缩蜷则脉细急，细急则外引小络，故卒然而痛。"

络脉损伤主要是指络体直接受到损伤。脉为血之府，若遇跌损劳伤，或郁怒气逆，或热灼络脉，或起居不节、饮食无度等因素，均可导致络脉损伤，络失主血之职，血滞于内或溢于络外而成瘀血阻络之证。以上各种病理变化之间往往相互影响而为病，形成更为复杂的络脉病证。

络脉既是气血运行的通道，也是病邪传变的通道，因此风、寒、湿、热等外邪，以及人体内的病理产物如瘀血、痰饮等均可导致络气不舒或络脉瘀阻而发病。初起外邪客于阳络，络中气血津液虽有瘀滞，若治疗及时，外邪易由表而解，此阶段病浅在表，具有病情轻、病程短、易向愈的特点。若外邪不解，由阳络传至经脉，再由经脉传变至脏腑之阴络，致使络脉瘀滞，进而影响该脏腑气机，最终导致脏腑的功能失调，而脏腑功能失调又反过来加重络脉瘀滞，使络中气血不能双向流注，形成程度更重、范围更广的痹阻。此阶段病深在内，病情重、病程长且难愈，原因是内生病理产物如瘀血、痰饮等随气血、津液在人体内经络中扩散，或相兼或单独痹阻络脉而发病。络中外邪未解，内邪又生，外邪与内邪反复叠加郁积而形成难、顽、重病。

由此可见，无论是络实还是络虚，络脉痹阻都是络脉病证的主要病理特点。这主要是络脉的形态结构细小、分支多而迂曲，气血的渗灌及运行缓慢，受邪后络脉调控气血的功能紊乱而易滞易瘀、易于失养所致。

络脉易瘀易滞的病理特点与络中气血双向流注等生理特点密切相关。络脉从经脉分出后，逐级细分，直至终端，且愈小愈多，愈细窄愈迂曲，络中气血流注愈渐缓慢。从生理角度而言，此种络脉的生理结构有利于营养物质向脏腑组织、形体官窍的渗灌、柔润、濡养，也有利于人体代谢产物、废物的排泄；但从病理角度而言，络体细小就意味着络中气血运行缓慢，容易造成运行障碍甚至痹阻。外邪客于络脉不解，络脉中的气血发生瘀滞，进而津凝成痰、血凝为瘀，加重痹阻，形成络脉瘀滞之实证；若脏腑功能低下，络中气、血、津不足，气血运行障碍而变生瘀痰，则又易形成虚实夹杂的络脉瘀滞证。

另外，脉络有易积成块的特点。《灵枢·百病始生》中言"卒然外中于寒，若内伤于忧怒，则气上逆，气上逆则六输不通，温气不行，凝血蕴裹而不散，津液涩渗，着而不去，而积皆成矣"，表明络中气滞、血瘀、津凝不散易胶结成积；《灵枢·百病始生》中又言"着孙络之脉而成积也"，说明络脉与积的关系非常密切。叶天士云"初为气结在经，久则血伤入络"，说明久病导致病邪聚集于络中，而络脉易瘀易滞，故瘀血、痰饮与迂曲络体一起形成有形的积块。如《丹溪心法》言："气不能做块成聚，块乃有形之物也，痰与食积、死血而成也。"而一旦积块形成，络脉的双向流注的功能受阻，血中之津液不能外渗以濡养毛窍，而出现《灵枢·百病始生》所言"其着于输之脉者，闭塞不通，津液不下，孔窍干壅"等病理变化。

从以上络脉生理及病理特点，我们可以看到络脉病证虽有寒、热、虚、实的区别，但是，其共同病机却是络脉中的血气或津液痹阻不通，因此，"通络"是治疗络脉病证的总原则。通络法总体可分为祛邪通络和扶正通络两大类。临床证实运用通络法，从通络入手治疗一些沉疴痼疾，确实有桴鼓之效。如马敬明、李新翔等用"充络、安络、通络、搜络"等法治疗冠心病心绞痛，蓝毓营用解毒通络兼扶正法来治疗缺血性脑中风，陈金亮等从络论治胃脘痛，刘为民等用祛邪、扶正通络法来治疗肝纤维化等，均收到良好效果。因此，随着中医药事业的发展，通络法及其临床应用的前景会更加广阔。

（徐灿坤）

第三节　络脉－络病的实质研究

"络脉"首见于《内经》，在《灵枢·经脉》中继十二经脉之后又出现了十五络脉，后世都以经络代替经脉和络脉。络脉的分布是以经脉为纪，支横别出，从大到小，呈树状、网状，广泛分布于脏腑组织，形成一个通彻全身的网络系统，是脏腑内外通行气血、协调阴阳及交换信息的重要结构，可维持机体内稳态，并协调机体使之适应外环境的变化。

一、络脉与微循环

微循环的生理功能与络脉的渗灌气血及营、血、津的互渗作用相似，因此，多数学者认为中医学的络脉与微循环有相似之处。如宋俊生等认为络脉的分布与微循环的循行极其相似，络脉的作用与微循环的功能也有相近之处，络病的病理与现代医学认为的任何疾病的过程都包括微循环障碍的直接原因相吻合，络病的治疗与改善微循环密切相关。徐培平认为络脉相当于微循环单元，腧穴反映的是络脉的组织形态结构，经络感传可能是神经体液因子在微循环单元中的接力传递，同经腧穴上微循环单位之间的衔接并发生相关的协调性功能活动是因为在脑、脊髓中枢–内脏–躯体间存在神经源性定向连接，通过神经反射性相关。

有学者认为，络病与微循环有关，络病的病理基础可能是血瘀证，病理实质可能是微循环障碍。糖尿病的发病及临床表现符合中医"久病入络"及"久痛入络"的病理特性，是典型的络病表现，应将其归属"络病"范畴。因糖尿病在发病机制上既存在瘀血，也存在络损，故提出瘀血络损是糖尿病的病机关键。其中微血管病变及微循环障碍、神经生长因子减少、$Na^+ – K^+ – ATP$ 酶活性下降等是糖尿病"瘀血络损"观点提出的重要物质基础之一，但未见相关实验研究报道。

另有学者认为，络病发生的根本在于血管内皮的损伤，血管内皮损伤可能是络脉病变的病理基础，也是中西医对络病认识的交叉点。雷燕等从血管性痴呆和糖尿病血管病变作为研究络病的切入点，发现不仅久病可入络，急症也存在着虚、瘀、毒结，痹阻络脉等入络、入血的病理变化，并推测血管内皮损伤，以及血管与血液成分之间相互作用的失调，可能是久病入络形成的病理基础。

二、络脉与体表静脉

有许多人认为络脉与体表静脉有密切的关系。如刘里远认为除大隐静脉外的全部体表静脉都是络脉十五别络的别出之处，皆有相应的体表静脉，刺络和刺脉出血都是刺浅表静脉出血。他认为经络的作用是运行气血，气和血具有不同的属性和功能，循行于不同的路径之中。运行血的是血管性经络，称为经络脉，除运行血液外，其血管壁受刺激引起的广泛交感反射是针刺络脉产生针刺效应的基础。针刺引起的儿茶酚胺释放，以及其与神经网络的相互作用构成针刺信号循经传递和放大的基础。赵京生通过对《灵枢·经脉》所载十五络脉的理论分析，认为十五络脉的循行与主病都主要体现为本经特点，重点表述络穴作用及其与脉行的关系，指出十五络脉理论实际是以"脉"的循行关系来说明腧穴的主治作用。

三、络脉与神经网络

还有学者认为，神经组织在结构和功能上与中医络脉很相似，故应将其归属"络脉"范畴，认为经络是由神经、血管组成的，神经网络是其生理表现。如文琛等学者以胆碱酯酶的方法，在大鼠皮下组织中 $20\ \mu m$ 左右的细小动脉旁可以见到胆碱酯酶阳性小神经束的终末分支，形成多种形式的游离神经末梢，称为血管旁丛，认为这就是络脉渗灌部位，血管旁丛既有传入感受器，也有传出性质的旁丛，二者可以重合，形成气的"如环无端"的循行。他们分析神经网络与经络实质相类似，认为经络的功能是在神经网络中进行的，只有血管、神经，特别是神经网络，才是"决生死，处百病，调虚实，通阴阳"的最本质的物质基础。

综合分析，经络是人体许多已知或未知结构功能的整合，其概念的可理解性与可证实性不同，功能的概述多于内涵的定义。正如古人论述脏腑气血阴阳，虽不脱离脏腑实体结构，但对实体结构并不做深入解剖，而是重视实体结构表现出来的外在征象及其变化规律，即所谓"藏象"，其中蕴含着深奥的意义。在经络研究中，我们不主张简单落实到某一具体解剖结构，因为寻求独立的经络解剖组织结构只会使经络的研究陷入误区。研究者可以从器官、组织、细胞和分子水平等方面入手，综合多学科技术知识，展开全方位研究，其研究成果全部归为经络。

（徐灿坤、滕涛）

第二章

糖微机制

第一节　中医古籍对消渴病认知的历史沿革

消渴病是中医学常见的疾病名称，临床以烦渴、多饮、多食、多尿、疲乏、消瘦为典型症状。早在 2 000 多年前，中医古籍就有关于消渴病的记载，在随后千百年的医疗实践中，历代医家对消渴病的认识不断深入，逐步形成了对本病病因病机、诊断治疗等方面较为全面的认识，积累了丰富的经验。

一、中医学对消渴病的初步认知

《内经》已对消渴病有较为详细的阐述，涉及消渴病的病名、病因病机、症状、发展演变、饮食宜忌等，其翔实的内容成为历代医家诊治消渴病的理论渊源。如《素问·奇病论》中记载："有病口甘者，病名为何，何以得之……此五气之溢也，名为脾瘅，夫五味入口，藏于胃，脾为之行其精气，津液在脾，故令人口甘也，此肥美之所发也，此人必数食甘美而多肥也，肥者令人内热，甘者令人中满，故其气上溢，转为消渴。治之以兰，除陈气也。"《灵枢·五变》曰："人之善病消瘅者，何以候之？少俞答曰：五脏皆柔弱者，善病消瘅。"《素问·通评虚实论》曰："凡治消瘅、仆击、偏枯、痿厥、气满发逆，肥贵人则高粱之疾也。隔塞闭绝，上下不通，则暴忧之疾也……"又曰："消瘅虚实何如？脉实大，病久可治，脉悬小坚，病久不可治。"《素问·腹中论》曰："夫子数言热中（口渴多饮），消中（消谷善饥），不可服高粱芳草石药。"

二、中医学对消渴病的认知发展和细化

秦汉时期张仲景在《金匮要略》中论述了本病的脉象、症状及治疗方药，将消渴作为正式病名确立下来。其以肾气丸治疗"消渴，小便反多，以饮一斗，小便一斗"。《金匮要略》列消渴病专篇对本病进行阐述，有论有治，认为胃热肾虚是导致消渴病的主要病机，首创白虎加人参汤、肾气丸等方剂，开清热生津、补肾法治疗消渴病之先河，至今仍为临床医家所推崇。此外，该书还记载了消渴病的并发症如消渴病并发心中疼热、肺痿等。

隋代巢元方在《诸病源候论》中将消渴病划分为八种不同的类型，即消渴、渴病、大渴后虚乏、渴利、渴利后损、渴利后发疮、内消、强中，为消渴病的分型施治奠定了基础。唐代王焘的《外台秘要》引甄立言《古今录验》云："消渴病有三：一渴而饮水多，小便数，无脂似肤片甜者，皆是消渴病也；二吃食多，不甚渴，小便少，似有油而数者，此是消中病也；三渴而饮水不能多，但腿肿，脚先瘦小，阴瘦弱，数小便者，皆是肾消病也。"甄立言给消渴病下了一个完整的定义，至今仍有较强的科学性。特别是他的消渴病概念，与现代医学的糖尿病相近。

唐代孙思邈在《备急千金要方》将消渴病病机归因于"三焦猛热，五脏干燥"，并创制了许多治疗消渴的方药，多以清热泻火、生津止渴立法。书中消渴门共52方，其中含天花粉的23方，含麦冬6方，含地黄12方，含黄连10方，含玉竹5方，含黄芪4方，天花粉、生地黄、黄连使用率很高，反映了当时对消渴的治疗突破了经典中多从"肾气虚"立论，以及重视肾气丸的思路，创立了清热滋阴治疗消渴的基本法则，对后世产生了深远影响。

宋代官修本草《太平圣惠方》有"三消论"一卷，明确提出"三消"一词，其言"夫三消者，一名消渴，二名消中，三名消肾……一则饮水多而小便少者，消渴也；二则吃食多，而饮水少，小便少而黄赤者，消中也；三则饮水随饮便下，小便味甘而白浊，腰腿消瘦者，消肾也"，并针

对消渴的主症分别列出了治消渴诸方，治消中、消肾、小便白浊诸方。该书根据消渴病的不同表现，将肺胃津伤、脾胃燥热、肾气衰弱归纳为消渴病的基本病机，初步确立了三消辨证之法，使消渴病的治疗逐渐步入相对规范和稳定的治疗模式中。该书中立方 177 首治疗消渴，常用药有人参、天花粉、黄连、甘草、麦冬、知母、地黄等。自此，三消辨治占据了消渴病治疗的主流地位。一般而言，上消属肺，中消属脾胃，下消属肾。临证经四诊合参辨证后，根据其所主脏腑进行对应治疗。

金元时期的刘完素吸收了《太平圣惠方》的"三消"分证的思想，而且明确使用了"三焦"一词概括消渴的病理。他说："消渴之疾，三焦受病也。有上消、中消、肾消。上消者，上焦受病，又谓之膈消病也。多饮水而少食，大便如常或小便清利，知其燥在上焦也……中消者，胃也，渴而饮食多，小便黄。经曰：热能消谷，知热在中……肾消者，病在下焦……至病成而面色黧黑，形瘦而耳焦，小便浊而有脂。"至此，刘完素将"三消"的病位与"上焦、中焦、下焦"明确地联系起来，并指出三消的病机皆为阴虚燥热，"三消者，其燥热同一也"，为"三消"治疗原则的确立奠定了基础。《太平圣惠方》虽然将"三消"明确分为上消、中消和肾消，并分别列出了不同的治疗方药，然而却未能概括出病位不同的消渴病的治疗大法。刘完素不仅在选列消渴治疗方药时，明确指出该方药所治消渴的种类，而且紧密结合三焦分证之理，概括了三类消渴的治疗大法。他说："上消者，上焦受病……治宜流气润燥。中消者，胃也……法云宜下之……肾消者……治法宜养血以肃清，分其清浊，而自愈也。"刘完素的这段话概括了三消治疗大法，使前人治消渴的经验上升为具有一定指导意义的理论原则，发展了前人对消渴的认识。

金元时期的张子和则提出了"三消之说当从火断"之说。其著作《儒门事亲》中曰："夫一身之心火，甚于上，为膈膜之消；甚于中，则为肠胃之消；甚于下，为膏液之消；甚于外，为肌肉之消。上甚不已，则消及于肺；中甚而不已，则消及于脾；下甚而不已，则消及于肝肾；外甚而不已，则消及于筋骨。四脏皆消尽，则心始自焚而死矣。故《素问》有消瘅、消中、消渴、风消、膈消、肺消之说。消之证不同，归之火则一也。"张氏把消渴之病机归为火之一端，强调了火热在消渴发病中的重要作用。

明清医家主要继承了前代医家对消渴病发病原因的认识，认为消渴病的发生主要与饮食不节、酒色劳伤有密切关系。如明代王肯堂在《证治准绳》将消渴病的发病原因归结为"饮食服饵之失宜""精神过违其度""大病"。清代钱一桂在《医略》中说："肥甘膏粱之疾，同属于热，然非酒色劳伤，脾失传化之常，肾失封藏之职。"他十分深刻地指出了消渴的发病内与脾虚、肾虚相关，外与饮食不节有关。有关消渴病的发病机制，绝大多数明清医家还是认同阴虚燥热之说。如叶天士在《临证指南医案》中有言："三消一症，虽有上、中、下之分，其实不越阴亏阳亢，津涸热淫而已。"清代官修医学丛书《医宗金鉴》中有言："三消皆燥热病也。"

三、中医学对消渴病认知的创新

明清时期的大部分医家多宗前人对消渴病的认识，但其中也不乏勇于发展与创新之人，他们对消渴的发病机制做了进一步探索。较为重要和深刻的有以下两种观点：阳虚致消说、三消皆本乎肾。

第一，阳虚致消说。明代李梴在《医学入门》中提出消渴"本在肾，标在肺""肾暖则气升而肺润，肾冷则气不升而肺焦"。对阳虚消渴论述最为详细者当属明代命门和温补学说的倡导者张介宾，其《景岳全书》中云"消证有阴阳，尤不可不察……凡此者，多由于火，火甚则阴虚，是皆阳消之证也。至于阴消之义，则未有知之者。盖消者，消烁者，亦消耗也，凡阴阳血气之属日见消败者，皆谓之消。故不可尽以火证为言"。由此可知，阴消即阳虚所致之消渴。他又进一步对阴消的病位、病机做了说明："夫命门为水火之腑，凡水亏证固能为消为渴，而火亏证亦能为消为渴者，何也……是皆真阳不足，火亏于下之消证也"，即阴消病位在命门，"阳不化气，则水精不布，水不得火，则有降无升，所以直入膀胱而饮一溲二，以致泉源不滋，天壤枯涸者也，是皆真阳不足，火亏于下之消证也"。赵献可赞同张介宾的观点。他在《医贯》中亦曰："人皆说金生水，余独曰水生金者。盖肺气夜卧则归藏于肾水之中，肾中火炎则金为火刑而不能归，无火则水冷金寒亦不能归，或壮水之主，或益火之源，金自水中生矣。"故赵献可认为消渴的病机为命门火衰，不能蒸化水谷，水谷之气，不能熏蒸，上润于肺，如釜底无薪，锅盖干燥，故渴；至于肺亦为无所禀，不能四布水津，并行五经，其所饮之水，未经火化，直入膀胱，正谓饮一升溲一升，饮一斗溲一斗，试尝其味，甘而不咸可知，进一步强调了阳虚在消渴发病中的重要地位。

第二，三消皆本乎肾。张介宾在《类经》中曰"人之有肾，犹木之有根，故肾脏受病，必先形容憔悴，虽加以滋养，不能润泽，故患消渴者，皆是肾经为病，由壮盛之时，不自保养，快情恣欲，饮酒无度，食脯炙丹石等药，遂使肾水枯竭，心火燔盛，三焦猛烈，五脏竭燥，由是渴利生焉"，此又言三消皆本于肾也。郑寿全在《医法圆通》中再次引用了上面这段话，亦认为"三消皆本乎肾"。肾为先天之本，主藏精，内寓元阴元阳。若素体阴虚，复因房事不节，劳欲过度，损耗阴精，导致阴虚火旺，上燔心肺则见烦渴多饮，中灼脾胃则见胃热消谷，肾之开阖失司，固摄失职，则水谷精微直趋下泄，故见尿多味甜，即为消渴。

至清晚期，消渴病的治疗呈现出了百花齐放的局面，在三消辨治为主的情况下，或主清肺，或主燥脾，或主补肾，或数法并用，同时还发展了疏肝、化痰、活血等治疗方法。

中医古籍有关消渴病的记载内容丰富，资料翔实，其诊治思路与方法是历代医家不断总结提炼出的精华，其经验是极其珍贵的。近代名医张锡纯提出消渴病即西医糖尿病，当代中医对于糖尿病治疗也主要是参考古人消渴病的论治经验，以辨病、辨证相结合治疗。

（徐灿坤、李胜男）

第二节　中西合参论 2 型糖尿病的中医病因及病机演变

消渴病相当于西医的糖尿病。随着人们生活水平的提高及老龄化社会的到来，消渴病已成为继心脑血管疾病及肿瘤之后严重威胁人类健康的第三大类疾病，并成为导致人们生活质量下降、致残、致死的主要原因。在传统阴虚燥热的病机基础上，气阴两虚兼有血瘀的病机理论则广为流传，已为广大临床医生所习用，以脾虚、肝郁、肾虚为糖尿病之基本病机理论亦为临床所常用。有的学者提出了痰、湿、毒等病机理论，取得了一些可喜的进展，为今后进一步研究打开了思路。但这些病因病机理论尚不能完全解释糖尿病的发生、发展及转归。糖尿病分为 1 型和 2 型，而临床以 2 型糖尿病最为多见。对于 2 型糖尿病的中医病因病机及病理演化过程，陈长青认为"2 型糖尿病潜于先天，起于脂毒，发于热毒，甚于阴虚燥热，终于阴阳两虚和痰瘀"。本文主要试图从中西合参的角度做出一种合理的解释，为临床治疗和研究提供有益帮助。

一、禀赋不足是消渴发病的内在因素

个体脏腑组织有坚脆刚柔的不同，由于体质的特殊性，常导致对某种致病因素或疾病的易感性。通常认为，素体阴虚、五脏虚弱是消渴发病的内在因素。禀赋不足包括：①先天禀赋不足、五脏虚弱。《灵枢·本脏》曰："五脏皆柔弱者，善病消瘅。"五脏为阴，主藏精，五脏虚弱则藏精不力而致阴津素亏。②后天阴津亏耗或化生不足。2 型糖尿病多发生在中年以后，"五八，肾气衰，发堕齿槁"（《素问·上古天真论》）。后天脾胃虚弱影响津液的生成输布，导致阴津亏虚，从而引起 2 型糖尿病的发生。《内经》提出消渴与脾虚密切相关。《灵枢·本脏》曰："脾脆，善病消渴。"《灵枢·邪气脏腑病形》亦曰："脾脉微小为消瘅。"近贤张锡纯则明确指出："消渴证，皆起于中焦，而及于上下，因中焦病，而累及于脾也。"现代医学进一步证实 2 型糖尿病是一种多基因遗传性疾病，每个基因的作用程度不同，不同基因之间存在交互作用，各个致病易感基因作用于代谢的不同环节。同时，环境因素在 2 型糖尿病的发病过程中也发挥着十分重要的作用，这提示糖尿病患者不仅存在基因结构的异常，而且在基因表达水平和表达后修饰过程中可能也存在缺陷。另外，明确了部分发病基因及易感基因，有胰岛素受体基因、胰岛素受体底物 21、胰岛素受体底物 22、脂联素 A、过氧化物增殖物激活受体 2C、胰升糖素受体基因等。P3 肾上腺素能受体基因、人类肥胖基因表达增强、脂蛋白脂酶基因突变、肿瘤坏死因子基因、人耦联蛋白 3 基因都是导致肥胖与 2 型糖尿病的重要候选遗传因素。禀赋不足是 2 型糖尿病发病的重要因素，但这并不意味着 2 型糖尿病必定发生，它的发病是先天和后天、内环境和外环境综合作用的结果。在禀赋不足的基础上，在脂毒、热毒的综合作用下，出现阴津亏虚进一步加重，超出机体的代偿能力，最终导致了2型糖尿病的发生。

二、2型糖尿病的病因为脂毒

《内经》早就认识到肥胖是消渴病发病的重要因素。《素问》曰："此五气之溢也，名为脾瘅。夫五味入口藏于胃，脾为之行其精气，津液在脾，故令人口甘也。此肥美之所发也。此人必数食甘美而多肥也。肥者令人内热，甘者令人中满，故其气上溢转为消渴。""消渴……偏枯……肥贵人膏粱之疾也。"《景岳全书》云："消渴病，其为病之肇端，皆膏粱肥甘之变，酒色劳伤之过，皆富贵人病之而贫贱者少有也。"由此可知，古人认识到消渴病与脂毒、热毒有关。但由于以前肥胖之人少，肥胖导致的消渴病也少，故"肥胖致病说"未能得到重视。随着经济水平的提高，肥胖人群逐渐增多，由此导致的2型糖尿病患者亦增多，"肥胖致病说"得到了重视。其发病机制通过现代医学得到了证实和阐述。现代医学研究发现，肥胖者体内脂肪异常分布及过度堆积，导致了2型糖尿病的发病。

糖代谢异常来源于胰岛素抵抗，而脂肪代谢异常（包括脂肪异常分布、过度堆积）是胰岛素抵抗的主要原因，是糖代谢紊乱的驱动因素。脂肪代谢异常在2型糖尿病发病中的作用反映在两方面：①脂肪自身具有毒性，过多可引起胰岛素抵抗和胰岛β细胞的损害；②脂肪组织分泌大量脂肪因子，加重了胰岛素抵抗和胰岛β细胞的损害。肥胖（尤其是中心型肥胖）形成后，具有较高的脂肪分解速率和脂肪转换率，其产物高游离脂肪酸大量进入肝脏，肝内高游离脂肪酸氧化增加，抑制肝糖利用，下调肝胰岛素受体，形成肝胰岛素抵抗。同时肌肉高游离脂肪酸氧化增加，抑制外周糖氧化，形成外周的胰岛素抵抗，而长期高浓度游离脂肪酸对胰岛β细胞也有直接的脂毒性作用。脂肪细胞能分泌许多因子，其中一部分属于炎症因子或炎症介质如TNF-α、IL-6、PAI-1、FFA、瘦素、脂联素及抵抗素等，都是引起胰岛素抵抗及2型糖尿病强有力的独立危险因素。这些炎症因子作用于胰岛素信号传导系统，干扰胰岛素受体后信号转导，从而改变胰岛素的敏感性。慢性炎症状态下炎症因子如IL、TNF-α、CRP等触发的氧化应激过程也是导致β细胞凋亡、致使葡萄糖刺激的胰岛素分泌障碍的原因。脂毒导致了2型糖尿病的发病，发病早期以胰岛素抵抗为主，胰岛β细胞损害轻微，胰岛素常代偿性分泌增多。随着病情进展，逐渐出现胰岛功能衰退，胰岛素分泌减少，最终出现胰岛功能衰竭，胰岛素分泌严重不足。

中医如何认识这种观点？传统中医理论认为，人体不断从外界摄取食物和清气，并将这些物质通过气化作用，升清降浊，摄其精微而充养自身，同时又将代谢产物排出体外，以维持物质代谢和能量转换的动态平衡。这种动态平衡是维持正常生命的关键。当体内产生的水谷精微超过机体的代谢能力时，过多的水谷精微以膏脂的形式储藏于体内，在不能进食或进食较少时，转化为营气供人体所用。人体具有适当的膏脂储备是必要的，这样能更好地适应自然界的变化。但当长期过食肥甘又运动过少时，过多的水谷精微都化生为膏脂，膏脂在体内大量堆积，如堆积到一定程度，性质便发生质的改变，由正常的物质转化成一种毒物，引起一系列疾病，也就成了脂毒。肾虚、脾虚、肝郁等在肥胖形成中起了一定作用，但过食肥甘和运动过少则是最直接原因。因膏脂由水谷精微中的营气化生而来，营气和津液同质而异名，二者在体内过度积聚都会表现为痰湿，故脂毒是一种浊毒，是一种特殊的痰湿。脂毒作为一种痰湿，它同样能阻滞气机，流注经络，影响脏腑气机的升降，使脏腑功能失调，阻碍气血运行。脂毒重浊黏腻，尤易困阻中焦，脾胃运化、升清失常，气血化生不足，津液生成输布障碍，导致阴津亏虚。脂毒阻滞气机，气血运行不畅，导致痰瘀互阻；易郁而化热，灼伤阴津，导致阴津亏虚。以上诸种因素相互作用，最终导致2型糖尿病的发生。

三、2型糖尿病发病为热毒内盛

王如沾认为一些超常的、亢奋的、有余的表现，可归于热毒。如自身免疫反应、心理失调、病毒感染、营养过剩等均可产生热毒。从肥胖到2型糖尿病有一漫长的进展过程，在这个过程中热毒起了至关重要的作用。脂毒虽属痰湿，但其性重浊黏滞，易闭气机，郁而化热，表现为热毒，热毒充斥体内，多燔灼阴津，耗伤正气，导致阴虚燥热、气阴两伤，发为消渴病。许多医家认为，热毒是糖尿病发病的重要病机，从热毒论治糖尿病取得了较好的效果。从古至今，阴虚燥热一直被认为是消渴病的主要病机，清热药在临床中必不可缺，这从另一个方面说明热毒在消渴发病中的重要性。郭氏认为，糖尿病发生过程及演变转归，莫不以火热蕴毒、灼损津液为病因关键，毒热内生、阴津亏损，是其基本病机。周氏等根据糖尿病患者热势深重、缠绵难愈、变证繁杂、有遗传性等临床特点，认为其病机除了阴虚、燥热、脾弱、血瘀外，毒邪深伏不得透泄也是重要一环。糖尿病反复难愈，与毒邪的深伏不无密切相关，且脂毒、热毒、湿毒、痰毒、瘀毒又常交错为患，使得病情复杂多变。

2003 年 6 月在第 62 届美国糖尿病学术年会上，炎症学说在 2 型糖尿病发病机制中的作用已得到广泛认可，并明确 2 型糖尿病也是一种炎症性疾病。试验证实了糖尿病患者胰岛 β 细胞周围存在白介素（IL‑2、IL‑4、IL‑6 等）、肿瘤坏死因子 α（TNFα）、C 反应蛋白（CRP）、转化生长因子（TGF）等细胞因子。早在 20 世纪 80 年代后期，一些研究发现某些炎症状态的患者血循环中肿瘤坏死因子 ‑α、白细胞介素 ‑6 等炎症细胞因子水平升高，可以导致周围性胰岛素抵抗。Strelitz 糖尿病研究所的研究者认为，糖尿病发生之前，环境因素就可以导致一系列初始事件的发生，炎症反应是事件的核心，其重要作用持续存在于整个病程，乃至远期大血管并发症期。炎症因子或炎症介质从某种角度而言属于热毒的范畴，但此热毒与外感热毒有所不同，它是慢性炎症反应，进展缓慢，热毒不局限个别脏腑，分布比较弥散，临床表现很少或很轻微，患者感觉不到甚至仪器检查也难以确定，常常不能及时就诊治疗。现代医学的糖耐量试验和炎症因子检测为我们及时发现早期患者提供了帮助，使得消渴病的超早期治疗成为可能。

四、阴津亏虚是 2 型糖尿病病机关键

南征等人认为消渴病的病机认识有以下几种学说：阴虚燥热说、气阴两虚说、阴阳两虚说、脾肾阳虚说、肝郁气滞说、痰浊阻络说、毒邪伤络说及瘀血致渴说等。前三种学说与阴津亏虚的关系不难理解，后五种学说看起来似乎与阴津亏虚无关，对它们进一步分析就会发现其中奥妙。脾肾阳虚说虽认为阳虚致渴，但对消渴的治疗与阴阳两虚并无区别，均选用了

桂附八味丸、右归丸、右归饮、肾气丸等。肝郁气滞说则认为肝气郁结化火侵犯肺胃，耗伤肺胃之阴，又损及肾阴，导致消渴发病。痰浊阻络说指出，气阴两虚是消渴的重要病理基础。毒邪伤络说则认为，过食辛辣燥热，日久积热蕴毒，毒攻脏腑，灼津耗液，在胃则消谷，在肺则伤津口渴，在肾与膀胱则尿甜而多。瘀血致渴说认为"瘀血发渴者以津液之生，其根出于肾水，水与血交会转运皆在胞中，胞中有瘀血则气为血阻，不得上升，津上布而渴自止"（《血证论》）。种种学说都未脱离阴津亏虚，都是在阴津亏虚基础上的进一步发挥，由此可以断定，阴津亏虚是消渴病的病机关键。由于体质的差异性，邪气作用于人体后，邪正之间的相互作用决定了发病及疾病发展变化的不同趋势。虽然肥胖的患者均有脂毒和热毒，但是因为体质的不同，他们表现出不同的发病倾向。素有阴津亏虚者在脂毒、热毒的综合作用下，阴津亏虚进一步加重，超出机体的代偿能力，最终导致 2 型糖尿病的发生，而另一些人出现了不同的病理变化，发为其他疾病。

在脂毒和热毒阶段，患者的表现较轻或无症状，多在查体时才发现，而一旦就诊患者常处于阴虚燥热或气阴两虚阶段，而临床上以气阴两虚最为多见。因胖人多气虚，而"少火生气，壮火食气"，热毒日久既可伤阴又可耗气，到此阶段阴虚、燥热、气虚、痰瘀常同时并存，只是不同的患者有所偏重而已，根据偏重的不同又分为不同的证型。古代的医家认为消渴病的基本病机是阴虚燥热，在此基础上根据临床表现的不同分为上、中、下三消，实际阴虚燥热只是消渴病的一个病理阶段或者说一种病理分型。病变的脏腑主要在肺、胃、肾，尤以肾为关键，虽有所偏重，但常常又互相影响。在此阶段虽然脂毒表现不明显，但是并不是脂毒已消失，而是其他表现突出掩盖了脂毒，脂毒的影响贯彻于消渴病始终。

五、消渴病的终末阶段表现为阴阳两虚和痰瘀，阴阳两虚为本、痰瘀交阻为标

阴阳互根互生，消渴日久，阴损及阳。"阳无阴不生"，而致阳气亦虚，且气虚极则阳气伤；"阴无阳不长"，则阴血无阳气的温煦和固摄，阴不能守于内而耗于外。最终导致脏腑阴阳皆虚，其中以肾阴阳两虚为常见。命门火衰则温煦失职，气化无权，不能振奋阳气，出现形寒肢冷，面色苍白，神疲倦怠，腰膝酸冷，舌淡而胖有齿印，苔白滑，脉沉细无力，耳鸣，时有潮热盗汗等阴阳两虚的症状。肾主生殖，阳虚火衰，性功能衰退，故男子阳痿、滑精、早泄，女子宫寒不孕、闭经。肾阳虚衰，膀胱不能气化津液，以致水液排泄不利，滞留体内，泛滥肌肤，故身肿，水液下趋，腰以下肿甚；阳虚水停，气机阻滞，则腹胀满，大便溏薄；水邪凌心射肺，故心悸、咳喘、气短。肾阳为一身阳气之根本，乃生命之火，故肾阳虚多表现出全身阳气的虚衰。临床表明，消渴病阳虚甚者，其预后不良，应引以注意。

脂毒隶属痰湿，易阻滞气机，进而影响血的运行，出现痰瘀互阻。发病早期痰瘀较轻临床表现常不明显，热毒阶段，热灼津液，津伤液耗，不能载血畅行导致血行瘀滞，日久化热，灼津生痰，出现痰瘀互阻。阳气虚衰，无力温运阴血，血寒则凝，瘀阻脉道。且阳虚不能蒸腾气化，故水湿停聚成痰。由此可见，痰瘀贯彻消渴病的始终，与其他因素共同致病。痰瘀交阻可出现一系列的并发症：痰瘀阻滞目络，出现视物模糊，双目干涩，眼底出血，甚则目盲失明等眼部并发症，病位在眼，继发于消渴病，因此称为消渴病眼病；肾络瘀阻则出现尿浊、水肿、腰痛、癃闭、关格等肾系并发症，病位在肾，继发于消渴病，因此称为消渴病肾病；四肢血脉为痰瘀所阻，则可见四肢麻木、下肢坏疽等表现。

总之，笔者认为2型糖尿病的病机关键是阴津亏虚，而其病理发展阶段有脂毒、热毒内盛、阴虚燥热、气阴两虚和阴阳两虚，同时也可兼有肝郁气滞和痰瘀的病理改变，临床上应具体情况具体分析，给予综合治疗。

（徐灿坤、陈捷）

第三节　糖尿病微血管病变 "毒损络脉" 病机探微

糖尿病微血管病变涉及多组织器官，严重影响了患者的生活质量，甚至威胁生命。因此，全面控制微血管并发症，延缓疾病进展，成为新的治疗目的。徐云生教授从长期临证经验中提炼出"毒"的概念，认为以"毒邪"和"络病"为深入研究的切入点，是进一步提高中医药治疗糖尿病微血管病变疗效的突破。这一观点基于络病病变的基本特征，并对糖尿病微血管病变也有指导意义。笔者认为，"毒损络脉"是糖尿病微血管病变的主要病机。

一、毒邪是致病因素

"毒"在中医学中主要指病因及继发的病理产物，气味偏盛之药性或毒药，或丹毒、瘟毒、痈疽等部分病证。本文探讨的病因之毒，泛指对机体有危害的性质或有这些性质的物质，非指某一具体的致病因素，所谓"无邪不有毒，热从毒化，变从毒起，瘀从毒结"。毒邪又分外来邪毒和内生邪毒。外袭之毒有"邪化为毒"及"邪蕴为毒"两种方式，前者常由六淫之邪转化，后者多由外邪内侵，久而不除，蕴积而成。清代刘吉人《伏邪新书》有曰："感六淫而不即病，过后方发者总谓之曰伏邪，已发者而治不得法，病情隐伏，亦谓之曰伏邪。"清代叶子雨《伏气解》曰"伏气之为病，六淫皆可，岂仅一端"，且列举消渴亦为伏气病。内生之毒的产生为脏腑功能失调、气血运行失常，病理生理产物代谢障碍，蓄积、停滞体内，以致邪盛化毒。有学者提出，现代医学的毒性氧自由基、酸中毒、微生物毒、凝血及纤溶产物、微小血栓、血脂、突变细胞、自身衰老及死亡细胞、炎性介质和血管活性物质的过度释放等，均可看成是中医的"内生毒邪"。毒又作为病因严重干扰脏腑的正常功能，既加重原有病情，又产生新的病证。内外毒邪致病，常相互关联。外毒侵入人体，可造成脏腑功能失常，气血运行障碍，由此产生内毒；内毒生成之后，耗伤正气，正气虚衰，又可招致外毒。两者互为因果，共害人体，使病情愈加严重。

根据长期临床观察，发现糖尿病发病特点与毒邪致病特点非常契合。两者共同特点如下。①广泛性：致病范围广，脏腑、经络、四肢皆可累及。糖尿病慢性并发症涉及多组织器官，如皮肤、心脑血管系统、消化系统、泌尿系统等。《宣明论文·消渴总论》中提到"故可变为雀目或内障"，张子和《儒门事亲·三消论》亦云："夫消渴者，多变聋盲、疮癣、痤痱之类""或蒸热虚汗，肺痿劳嗽"。②酷烈性：致病力强，危害严重，变证多见，其病情多呈急、危、疑难之象。糖尿病并发心脑梗死、坏疽等，可致偏瘫、截肢、痿证，危害严重，甚至危及生命。③火热性：毒邪致病，证多属火属热，邪变为毒，多从火化。若并发疖、痈，可见局部皮肤红、肿、热、痛，并发泌尿系统感染可见尿频、尿急、尿痛，甚至全身发热。《中藏经》："疽痈疮毒之所，皆五脏六腑蓄毒，非营卫壅塞而发也。"④从化性：毒具有以体质为根据发生变化的性质，随个体体质所偏而表现有异。中老年、肥胖、高血压、脂质代谢紊乱者多发糖尿病。⑤善变性：毒邪致病，病变无常，因个体状况不同而表现出丰富多变的临床症状。糖尿病慢性并发症症状多端。⑥顽固性：毒邪内伏，营卫失和，气血亏损，脏腑败伤，其病多深重难愈，后遗症、变症蜂起，治疗难度极大。糖尿病病情复杂多变，迁延难愈。

二、病发部位在络脉

叶天士在《临证指南医案》中指出"百日久恙，血络必伤""经年宿病，病必在络""初为气结在经，久则血伤入络"，说明久治不愈之病多有络病存在。叶氏把病程长短作为络病的重要诊断依据。糖尿病病程漫长，缠绵难愈，"久病入络"必然也是其重要的病理机转。络脉是从经脉支横别出，又逐级细分，形成由别络至孙络的各级分支组成的网络系统。既布于表里，《素问·金匮真言论》曰"外为阳，内有阴"，又居于半表半里、骨空间隙，如叶天士所谓络病"散之不解，邪非在表；攻之不驱，邪非着里"（《临证指南医案》）。络脉呈束状弥散于上下内外，交接"脏腑、油膜之阴络"与"肌肉、皮肤之阳络"，发挥沟通表里、渗灌血气、互渗津血的生理功能。若络脉这一重要的枢纽出问题，脏腑百骸皆可受累，则变证百出。糖尿病慢性并发症遍地开"花"，临床表现肢体麻木、疼痛、偏瘫、胸痛等，华玉堂对叶天士《临证指南医案》的注解中云"络中气血，虚实寒热，稍有留邪，皆能致痛"。《金匮要略》云"邪在于络，肌肤不仁"。糖尿病的发病及临床特点具有久、痛、顽、杂等络病特点，可见，糖尿病慢性并发症与络病有密切联系。

中医关于络脉逐级细化的网络分支，与西医学对血管和神经逐级细化分支的认识基本相似。如从大血管分出中、小血管，又逐级细化为各级微细动静脉，维持人体正常的血液循环；从脑神经和脊神经分出的神经又依次分支直至神经末梢，构成遍布全身的神经网络，发挥着控制和调节作用。可见，中医络脉的网络层次涵盖了西医学血管和神经的概念。有学者认为"中医的经脉学说是古人对循环系统和神经系统混淆不清的朴素认识"。糖尿病慢性并发症主要是血管和神经病变，血管病变除动脉粥样硬化外，突出的改变是毛细血管内皮细胞增生、基底膜增厚，神经病变有神经细胞轴突变性、髓鞘脱失等，即为络脉损伤。

三、毒损络脉是其主要病机

络脉既是气血运行的通道，也是病邪侵入的通路。内外毒邪相合，袭入络脉，影响其运行气血功能而致络病。毒邪致病初期，病位浅，致病力弱，机体正气尚能与之抗衡，病情轻微。若毒邪不除，随气血行于经络中，络脉逐级分支，愈加窄曲，络中气血愈行缓慢，一旦毒邪蓄结于络脉，易致脉道不畅。正如《内经》所言："病久入深，营卫之行涩，经络失疏，故不通。"络脉为有形之体，毒邪作祟，损伤络脉，脉体会发生形质的变化。脉道不畅，气血不能达于络脉，络脉得不到荣养，更加重其破坏。脉体及脉道病变互相影响，络脉渗灌转输、整体协调功能失常，最终致脏腑百骸气血逆乱、阴阳失调，疾病痼结难解。

毒致络病主要有两种形式：络脉阻滞和络虚不荣。络脉阻滞虽然有瘀血表现，却并不等同于血瘀证，两者是在内涵及外延上都不尽相同的两个病机概念。正如沟渠填塞，非只泥沙可阻，树枝、杂草皆可阻。诸毒如痰浊、伏邪及络体自身损伤均可使络脉阻滞，非瘀血一种病因。且血瘀证重点是反映血液瘀滞、运行不畅的状态，并不能反映络脉自身病变、络病病机特点及继发性病理过程。络脉的生理结构和气血循环特点决定络病易入难出的特点，治疗上除化瘀通络外，多用辛味药辛香走窜之性入络，使络中结者开，瘀者行，并透邪外达。络脉阻滞，气血运行不畅，脏腑失去气血的温养濡润，功能紊乱，会产生新的病理产物，又阻于络脉，形成恶性循环。邪气胶结，遂成窠囊。维持络脉功能的前提，除了络道畅通，络中气血无阻外，络中气血的充实是其重要条件之一。疾病日久，毒邪耗伤正气；络脉阻滞，气血不达，致络中气血不足。络虚不荣，既包括脏腑百骸失养，也包括络脉自身虚而不荣。络脉空虚，同样影响血气的正常运行，致使血气稽留，阻塞络脉。叶天士论"夫痛则不通，通字须究气血阴阳，便是看诊要旨矣"，并提出"络虚则痛"，又谓"最虚之处，便是客邪之处"。毒邪痹阻，胸阳不振则胸痹心痛；阻滞脑络，元神失养则中风、痴呆。毒邪留着四肢络脉，气血运行不畅，不通则痛，或络虚不荣，不荣则痛，故见肢体麻木、疼痛。络脉瘀滞，肝肾亏虚，气血不能上荣于目，或络体损伤，血溢脉外，导致眼底出血，可出现视物模糊，甚至于失明。久病入肾，肾络阻滞，肾中阴阳失衡，气化、固摄功能衰退，则发生水肿、蛋白尿。络病日久，脏腑功能衰退，病情更加险恶，治疗难度加大。

综上所述，笔者认为，"毒损络脉"是糖尿病微血管病变的主要病机。其治疗应本着中医学"未病先防，既病防变"的原则，强调早期治疗，截毒防变，矫正病理，通畅络脉。临床研究，用化痰活血通络治疗糖尿病视网膜病变、糖尿病肾脏病变、糖尿病周围神经病变，取效显著，这为从络病论治糖尿病微血管病变提供了临床依据。

（徐灿坤、部帅）

第四节　络病是糖尿病微血管病变的病理基础

近年来糖尿病的发病率呈上升趋势，世界卫生组织预计2000~2030年，世界人口将增长37%，而糖尿病患者人数将增加114%。根据亚洲人口增长、老龄化和城市化率的传统统计，到2030年中国和印度将成为糖尿病患者人数最多的两个国家（分别为4 230万和7 940万）。可以说糖尿病已成为全球健康卫生的重大威胁。而糖尿病微血管病变是糖尿病的主要并发症之一。微血管遍布人体的各个组织器官，所以糖尿病微血管病变遍布于全身，所导致的损害广泛而严重，如心脏、肾脏、肌肉、皮肤、眼等组织器官的功能障碍，其中糖尿病性肾病（DN）和视网膜病变（DR）是目前临床中最常见、后果极严重的糖尿病微血管病变。

一、糖尿病微血管病变的高危因素、病因与发病机制

糖尿病微血管病变是指微小动脉和微小静脉之间，管腔直径在100 μm

以下的毛细血管和微血管网，因长期高血糖影响引起的这部分微血管内皮损伤，基底膜增厚，通透性增加，舒缩功能障碍，微血管瘤、微血栓形成及血管闭塞导致的微循环障碍。2017 年 11 月，美国内分泌学会（TES）发布了关于糖尿病微血管病变的科学声明，主要回顾了参与促进和消除糖尿病微血管病变的生化/细胞学途径，总结了在三大经典靶器官——眼睛、肾脏和周围神经系统中发生的损伤和功能障碍，同时也涉及了糖尿病和胰岛素抵抗对脑、心肌、骨骼肌、皮肤和脂肪组织微血管系统的影响。

（一） 高危因素

糖尿病微血管病变是糖尿病的严重特异性并发症之一，是遗传和环境因素共同作用的复杂疾病。该并发症典型改变是微循环障碍和微血管基底膜增厚，且发病隐匿。糖尿病性视网膜病变是由糖尿病引起的视网膜微血管损害相关的一系列典型病变，是成年人失明的首要原因；糖尿病性肾病由糖尿病累及肾小球毛细血管基底膜，是导致终末期肾病的主要原因，已对人类健康产生巨大威胁，严重影响患者的生活质量。因此，加强对糖尿病微血管病变的重视与前期干预，寻找相关危险因素，避免糖尿病微血管病变尤为重要。

目前该病变发生发展的具体机制尚不清楚。大部分研究表明：糖尿病微血管病变与糖尿病病程、收缩压水平、血脂代谢、血糖水平及糖化血红蛋白水平等相关，但由于其存在异质性，各研究结果之间有一定的差异。2 型糖尿病（T2DM）病程早期往往表现为胰岛素抵抗和胰岛 β 细胞分泌相对不足，随着病程的进展，胰岛 β 细胞功能逐步衰退，对血糖的调节能力下降，同时若糖尿病患者饮食、运动控制差，不能规律正确使用胰岛素及药物等都可能导致血糖控制欠佳，进而引起微血管病变。糖尿病病程与糖尿病视网膜病变的发生有显著相关性。Jones 等的一项随访观察表明：随访 10 年，25% 的患者出现 DR，随访 15 年，患病率上升至 50%。另外，对于糖尿病病程达到一定时间的患者（＞5 年）而言，即使血糖控制在很好的水平，可能也无法阻止糖尿病性微血管病变的发生发展。再者，Matthews 等多项研究认为：糖尿病合并高血压是微血管疾病的重要危险因素，血压升高可增加肾血流灌注和视网膜血流量，损伤微血管内皮细胞，从而加重微血管病变，加快糖尿病肾病和视网膜病变的病情进展。糖尿病合并微血管并发症的危险因素除单纯性高收缩压外，血压变异性过大同样也是高危影响因素。这表明即使是血压控制正常的人群，也可能需要治疗过大的收缩压变异性，这意味着高血压治疗可能需要通过降低收缩压变异性而得到加强。此外，Meta 分析显示肥胖人群 T2DM 的发病风险是正常体重人群的 6.28 倍。身体质量指数（BMI）可反应患者的肥胖情况，中国成年人肥胖的判定标准为 BMI ≥ 28.0 kg/m^2，腹型肥胖的判定标准为男性腰围 ≥ 90 cm，女性腰围 ≥ 85 cm。肥胖会导致外周胰岛素受体异常、胰岛素抵抗，与非肥胖糖尿病患者相比，肥胖患者体内对葡萄糖的分解利用减弱，同时糖原分解及通过糖异生转化生成的葡萄糖又增多，二者综合作用使血中葡萄糖的含量显著升高。肥胖的 2 型糖尿病患者微血管并发症风险增加，考虑可能与肥胖患者存在胰岛素抵抗，且多合并血脂代谢紊乱，引起体内自由基生成增加，产生氧化应激，从而对微血管内皮细胞造成直接或间接损伤有关。还有，糖化血红蛋白（HbA1c）是反映近 3 个月血糖平均水平的指标，也是临床上评价糖尿病患者血糖控制水平的金标准。糖尿病患者长期处于高血糖状态，极易形成较多糖基化终产物，造成组织器官的损害，最终出现 DR、周围神经病变和慢性肾功能不全等慢性并发症。Zoungas 等关于 HbA1c 水平与 2 型糖尿病患者血管并发症和死亡关系的研究表明：HbA1c 在 6.5% ~ 7.0% 时，较高水平的 HbA1c 与微血管事件发生的风险显著相关；HbA1c > 7.0% 时，较高水平的 HbA1c 则与大血管事件和死亡显著相关；而 HbA1c < 6.5% 时，HbA1c 平均水平与上述三大事件发生的风险之间没有明确的关系，且这一联系不受年龄、性别、病史等因素的影响。总之，HbA1c 作为临床上评价血糖平均水平的金标准，对于预测微血管病变的发生具有极其重要的意义。另外，在 2 型糖尿病患者中，较高的总胆固醇、低密度脂蛋白和载脂蛋白 A1 可增加 DR 的发生风险，而氧化型低密度脂蛋白（ox – LDL）可能通过增加氧自由基的产生而在 DN 的发病机制中发挥重要作用。另有研究显示：年龄、性别、血清胆红素、血同型半胱氨酸水平等因素也与糖尿病微血管病变有一定相关性，但有待进一步的循证医学研究。

综上，对于 T2DM 患者而言，糖尿病病程、HbA1c 水平、BMI、收缩压水平及 LDL – C 水平均与其微血管病变的发生发展独立相关，同时随着对 2 型糖尿病认识的深入，以降糖为主的传统血糖管理模式逐渐转变为综合管理模式，包括改变生活方式、控制体重、降糖、降压、调脂等，对于上述糖尿病微血管病变的危险因素，要严格控制，一般控制目标为血压 130/80 ~ 140/90 mmHg，空腹血糖 ≤7.0 mmol/L，餐后血糖 ≤10.0 mmol/L，血脂控制在正常范围。有效控制这些危险因素，提高患者对 2 型糖尿病及其微血管病变的危害认知，对于延缓甚至阻止糖尿病微血管病变的发生、提高糖尿病患者的整体生存率极其重要。

（二） 病因及发病机制

遍布全身的微血管系统是糖尿病攻击的目标，全身代谢异常，如高血糖、高血压、血脂紊乱都对微血管有着不同程度的影响。高血糖是最主要的系统性危险因素，且微血管的细胞成分对持续高血糖的损伤比大血管更敏感。然而，单纯的高血糖并不足以完全解释微血管病变，其他未明确的遗传因素和内在的保护机制可能也发挥重要作用，通过多种生化途径将高血糖的不良反应与血管并发症联系起来。主要细胞学机制包括非酶糖基化和晚期糖基化终末产物的形成、活性氧自由基（ROS）的产生和作用、内质网应激、二酰基甘油 - 蛋白激酶 C（DAG - PKC）通路的激活、肾素 - 血管紧张素 - 醛固酮系统（RAAS）和激肽释放酶 - 缓激肽系统等。高血糖诱导细胞内外的变化可能改变信号传导通路，从而影响基因表达和蛋白质功能，导致细胞功能障碍和损伤。除上述代谢毒性因素外，一些重要的保护因子也可能参与其中，最大限度地减少细胞毒害和功能损伤，主要包括胰岛素（血管壁选择性胰岛素抵抗）、组织特异性内源性抗氧化酶、血小板源性生长因子（PDGF）、血管内皮生长因子（VEGF）、转化生长因子 - β、活化蛋白 C、血管祖细胞，具体机制如下。

1. 高血糖的毒性作用　糖尿病控制与并发症试验（DCCT）、英国前瞻性糖尿病研究（UKPDS）和日本 Kumomoto 等临床试验已经证明了降低高血糖与减少微血管并发症的发生和发展具有明确的关系。Brownlee 的一项研究结果显示，糖尿病并发症的发生可能归因于高血糖通过线粒体电子传递链导致过氧化物大量增加，进而激活 4 个破坏性途径：糖基化终末产物（AGEs）的形成、多元醇途径、己糖胺途径和蛋白激酶 C 途径。

2. 氧化应激水平增强　氧化应激主要由 ROS 介导，ROS 作为极其重要的细胞内信使，可以活化几乎所有已知的信号传导通路。有糖尿病并发症的器官均存在氧化应激，动物模型应用抗氧化应激治疗可以阻止糖尿病并发症的器官损害。氧化应激可以导致细胞功能紊乱，通过增加 AGEs 的形成，诱导脱氧核糖核酸（DNA）链的降解，激活多聚酶，引起一氧化氮合酶（eNOS）功能紊乱，激活 P38 等其他氧化应激途径，引起细胞凋亡，导致细胞功能紊乱。

3. **细胞因子** 转化生长因子 – β（TGF – β$_1$）是目前已知的最强大的致纤维化因子，它可以增加各类细胞的不同细胞外基质蛋白的表达，已有大量研究探讨了 TGF – β$_1$ 在糖尿病肾小球硬化中的作用，结果充分证明糖尿病肾病时 TGF – β$_1$ 呈过度表达；结缔组织生长因子（CTGF）是 TGF – β$_1$ 的关键性下游因子，肾小球硬化和糖尿病心肌纤维化都由 CTGF 介导，CTGF 存在于糖尿病肾病患者的肾小球中，不仅直接作用于系膜细胞，而且还通过调节肾小球损伤机制中涉及的其他细胞因子如 VEGF、胰岛素样生长因子（IGF – 1）等的活性，参与糖尿病肾病的发生。VEGF 是一种对血管内皮细胞具有高度特异性的血管生成素，具有促进血管通透性增加、血管内皮细胞迁移增生及血管形成等作用，糖尿病患者眼部液体中 VEGF 浓度增加，而正常视网膜中 VEGF 很少表达；血小板衍生生长因子（PDGF），增殖性视网膜病变患者玻璃体内的 PDGF 浓度升高，其作为视网膜内皮细胞生长因子，通过旁分泌或自分泌机制起作用；色素上皮衍生因子（PEDF），在糖尿病视网膜病变中，PEDF 作为保护性因子，能抑制视网膜内皮细胞生长和迁移，弱化缺血导致的血管新生；生长激素（GH）和 IGF – 1 是一种强力促有丝分裂的多肽，在 GH 调节下与特异性受体结合，过度表达 IGF – 1 和 GH 的转基因动物可发生肾小球肥大。

4. **遗传因素** 大量研究证明，糖尿病病程、血糖控制水平、高血压和蛋白尿是糖尿病视网膜病变的独立危险因素。然而，对于程度严重的视网膜病变，这些因素只占致病因素的一部分。已经有报道认为严重糖尿病视网膜病变有家族聚集倾向，并且独立于已知的临床危险因素。因此可以推测，基因差异结合环境因素是造成糖尿病视网膜病变严重程度不一的部分原因。

5. **肾素 – 血管紧张素系统** 许多临床试验提示，应用血管紧张素转化酶抑制剂或血管紧张素受体拮抗剂可以预防糖尿病肾病的发生或延缓肾衰的进展。血管紧张素转化酶抑制剂可抑制肾小球毛细血管压力的升高，这是第一个证明其肾脏保护作用独立于降低全身血压效应的证据。有大量研究支持血管紧张素转化酶抑制剂也可预防糖尿病视网膜病变。

6. 炎症反应　在糖尿病患者的血管系统可见到典型的炎症过程。目前普遍认为糖尿病视网膜病变是一种慢性炎症，糖尿病同样存在炎症反应的过度激活。炎症，尤其是白细胞在视网膜微血管的黏附，可能是导致糖尿病视网膜病变复杂病理的起始和最终的共同途径。阻断细胞内黏附分子 – 1（ICAM – 1）可阻止白细胞聚集和视网膜血管渗漏。

二、糖尿病微血管并发症

（一）糖尿病视网膜病变

糖尿病视网膜病变是糖尿病最常见的微血管并发症之一，也是成年人中处于第一位的不可逆性致盲性疾病。其中增殖期视网膜病变是糖尿病特有的并发症，罕见于其他疾病。糖尿病视网膜病变的主要危险因素包括糖尿病病程、高血糖、高血压和血脂紊乱，其他相关危险因素还包括糖尿病合并妊娠（不包括妊娠糖尿病和妊娠期显性糖尿病）。另外，缺乏及时的眼底筛查、吸烟、青春期发育和亚临床甲状腺功能减退也是糖尿病视网膜病变的相关危险因素，而遗传是糖尿病视网膜病变不可干预的危险因素。2 型糖尿病患者也是其他眼部疾病早发的高危人群，这些眼病包括白内障、青光眼、视网膜血管阻塞及缺血性视神经病变等。是否存在微动脉瘤可作为鉴别糖尿病视网膜病变与糖尿病合并其他眼底病变的指标。糖尿病视网膜病变常与糖尿病肾病同时伴发。

机制：糖尿病视网膜病变与生活质量息息相关，早期可能先出现视网膜血管生理学的亚临床改变，如视网膜小静脉增宽，眼底检查可发现视网膜微血管瘤和出血点。虽然这些变化并非糖尿病的特异性表现，但提示机体自我调节功能受到影响，导致血 – 视网膜屏障的破坏和视网膜血流量的增加。之后可能伴有其他非增殖性表现，如硬性渗出、软性渗出、缺血区域周边毛细血管扩张及静脉串珠等。进一步发展到增殖期，其特征是视盘或视网膜小静脉旁出现新生血管和纤维组织，新生血管可能导致视网膜前和玻璃体积血，纤维血管组织可能引起黄斑牵拉，从而导致视力丧失。目前认为，DR 的形成主要是由于高血糖、高血压和血脂异常对视网膜微血管的影响。高血糖可以诱导一系列生化、生理、血流变、激素等变化，这些异常与 DR 的许多解剖学改变有关，如周细胞丢失、内皮细胞异常、无细胞毛细血管、基底膜增厚和视网膜色素上皮异常。在高血糖的基础上，难以控制的高血压会影响血流，损害视网膜毛细血管内皮细胞。除代谢因素外，视网膜神经细胞早期退行性改变也在 DR 的发生和进展中起到重要作用。这种改变与神经递质谷氨酸代谢控制受损、神经节细胞和内核层细胞凋亡以及小神经胶质细胞活化有关，导致局部炎症反应。研究人员推测，这些神经元改变通过损害患者的自身调节和血管完整性而导致视网膜病变的发生。此外，遗传因素也很重要。有研究报道 DR 的家族聚集性可能与基因对血糖、血压的影响有关。

（二） 糖尿病肾脏病变

糖尿病肾病（DKD）是指由糖尿病所致的慢性肾脏病。我国 20% ~ 40% 的糖尿病患者合并糖尿病肾病，现已成为慢性肾功能不全和终末期肾病的主要原因。

糖尿病肾病的危险因素包括年龄、病程、血压、肥胖（尤其是腹型肥胖）、血脂、尿酸、环境污染物等。诊断主要依赖于尿白蛋白和肾小球滤过率（eGFR）水平，治疗强调以降糖和降压为基础的综合治疗，规律随访和适时转诊可改善糖尿病肾病预后。肾脏病改善全球预后（KDIGO）指南建议联合 CKD 分期（G1 ~ G5）和白蛋白尿分期（A1 期：UACR < 30 mg/g，A2 期：UACR 30 ~ 300 mg/g，A3 期：UACR > 300 mg/g）描述和判定糖尿病肾病的严重程度。

机制：糖尿病肾脏病变（DKD）是发达国家终末期肾脏病进展的主要原因。1 型和 2 型糖尿病肾病的组织学和自然病程相似，大部分表现为尿蛋白的增加和估算的 eGFR 的下降，但这两者并非糖尿病肾病的特异性表现，尤其对于那些糖尿病病程短、伴有严重高血压、肾功能下降迅速，或未合并 DR 者。另一方面，尿微量蛋白与尿肌酐比（ACR）在重复试验中变异率高达 40%。有效控制血糖、血压和血脂可以缓解 1 型糖尿病患者的微量白蛋白尿。因此，尿 ACR 可能不能准确反映 DKD 进展风险。事实上，约 10% 的 eGFR 持续显著下降的 1 型糖尿病患者并没有出现很严重的蛋白尿。尿 ACR 所反映的肾小球微血管损伤与高糖造成内皮功能受损有关，而早期 eGFR 斜率似乎更能预测 DKD 的进展速率。这说明肾小球和肾间质病变的发生和进展并不同步，造成尿蛋白的原因主要来自肾小球，然而间质变化似乎更能预测随后肾功能的下降，两者是不同遗传基础的独立过程。对 DKD 遗传因素的认识可能在早期预测、预防和阻止疾病进展中发挥重要作用，相关的基因包括 ACE、$PKC\beta_1$、CNDP1、ACACB、FRMD3 等。在大样本全基因分析中，尽管尚未发现 2 型糖尿病终末期肾病的特殊致病基因，但有强烈证据显示，RNF185、LIMK2、SFI1、APOL3、MYH9 与所有原因的终末期肾病都密切相关，其中大部分是保护因素而非危险因素。目前仍不确定 1 型和 2 型糖尿病是否拥有共同的致 DKD 基因，基因之间的种族差异也不清楚。

（三） 糖尿病神经病变

糖尿病神经病变是很常见和棘手的并发症，多起病隐匿，进展缓慢，症状和其他一些疾病相似，需要特别重视。其中远端对称性多发性神经病（DSPN）占非外伤性截肢的 50%～75%。诊断主要依据临床症状和神经系统查体，主观评估工具包括密歇根神经病变筛查表、神经残疾评分、神经系统症状评分、神经损害评分等。客观测量应侧重于下肢，包括畸形、溃疡、真菌感染、肌肉萎缩、毛发分布或缺失、足背动脉搏动等检查，可以应用简单的手持设备完成感官评估，如触觉、痛觉、震动觉、压力觉、温度觉等，并应测试跟腱反射。同时注意与酗酒、尿毒症、甲减、维生素 B_{12} 缺乏、外周动脉疾病、肿瘤、炎症、药物等所致的神经损害相鉴别。电生理检查是神经传导检测中的推荐措施，但在糖尿病早期一些小的无髓鞘纤维受损，常规神经传导速度（NCV）测试可能会出现阴性结果。

机制：部分单神经病、神经根病和急性痛性神经病变可能是一过性的，并能恢复的，而感觉和自主神经病变通常会逐渐进展，这种进展与患者血糖控制有关。尤其在血糖波动较大的 1 型糖尿病发生不久，其神经功能迅速恶化，致病因素包括持续性高血糖、氧化应激和硝化应激、炎症和自身免疫介导的神经破坏，这些因素会影响微血管、神经膜细胞和神经本身。在 DSPN 中存在所有纤维类型的渐进性轴突变性，伴脱髓鞘病变，而腓神经检测神经内血流量减少、血氧不足，提示这些改变与微循环有关。糖尿病早期外周神经内微血管结构已经发生改变，其血管壁由于基底膜增厚而增厚，伴周细胞变性和内皮细胞增生。

三、络病是糖尿病微血管并发症的病理基础

（一） 糖尿病微血管病与络病

中医学之"血脉"是源于古代解剖学概念，中医学"脉"与西医学"血管"在解剖形态上具有同一性，从"脉"分出遍布全身的"脉络"则与西医学中小血管、微血管密切相关。糖尿病微血管病变是糖尿病的特征性并发症，具有致死、致残率高的特点，严重影响糖尿病患者的生活质量与预后。微血管病变表现为毛细血管基底膜增厚，微血管屏障功能破坏及进行性闭塞、组织缺氧，常伴有微循环障碍，为糖尿病多种严重并发症（如糖尿病肾病、糖尿病视网膜病变、糖尿病周围神经病变、糖尿病足等）的病理基础。现代医学对于该病尚缺乏疗效确切的药物，中医学从整体出发，辨证施治，运用中医药治疗，临床取得良好效果。对于该病，中医理论体系尚不完善，诸医家关于其病机认识并不一致。通过长期临床观察及实验研究，认为糖尿病微血管病变存在"虚""瘀"的病理改变，肾虚血瘀为糖尿病微血管病变的主要病机，临床上恰当运用补肾活血法，在糖尿病微血管病变治疗中起到了较佳的疗效。

糖尿病微血管病变是在糖尿病的基础上进展而来的。中医将糖尿病归属于"消渴病"的范畴，其基本病机主要在于阴津亏虚，燥热偏盛。历代医家治疗消渴莫不注重于肾虚，《灵枢》曰"肾脉微小为消瘅"，《外台秘要》云"消渴者，原其发动，此则肾虚所致"，《医贯》提出"治消之法，无分上中下，先治肾为急"。可见，糖尿病微血管病变本发乎肾，消渴日久，肾精亏损，肾气不足，以致腰酸、视物模糊、尿浊、胸痹诸症随之发生。当今社会生活节奏加快，压力增大，熬夜等不利于养生的习惯增多，极易损耗肾精，引发消渴及其变症。故在治疗糖尿病微血管病变中，将补肾作为首要原则。

众医家多年临床发现糖尿病患者大多存在血瘀的症状和体征，如面色晦暗、四肢麻木、肢体疼痛、舌质紫暗、舌有瘀斑瘀点等，认为瘀血既是

糖尿病的病理产物，也是导致糖尿病及其微血管并发症的主要因素之一。消渴病日久，气阴两伤，气虚无力推动血液运行，则血行不畅致瘀；阴津亏少，津血同源，则血液黏稠不畅成瘀。阴亏严重者，阴损及阳，阳虚生内寒，寒凝血脉，脉道不利亦可成瘀。此外，2型糖尿病患者多为肥胖之人，胖人多痰湿，痰湿壅滞血脉，血行不畅成瘀。瘀血留滞微小血管，脉道闭阻，甚者血溢脉外进而发为本病。瘀血阻于肢体经络则麻木、刺痛；瘀阻于眼络则视瞻昏渺，血不循经而外溢，故眼底出血，离经之血久积干扰精明，可致失明；瘀阻于肾则肾失开阖，膀胱气化无权，水湿潴留，泛于肌肤，发为水肿。瘀血损及心络者，症见胸闷、心悸或心痛、手足青至节，不耐劳作；而舌暗红少津，或有瘀斑，苔少或无苔，脉细涩或带数，均为血瘀之征象。现代研究亦显示，糖尿病微血管病变与中医证型中的血瘀证为同一机制的两种表现。血瘀证是微血管病变临床症状的外在体现，微血管病变是血瘀证的内在病理基础。血瘀证贯穿于糖尿病微血管病变的全病程阶段。

1. 肾虚为本　肾为先天之本，生命之源，水火之宅，藏真阴寓元阳，是人体阴阳调节的主体，温煦和濡养人体各脏腑组织。肾所藏真阴是人体的阴液之源，肾阴充则化源足，肾所藏元阳是人体阳气之本，肾火旺则活力强，精充火旺，阴阳相济则生化无穷，机体强健。反之则会导致多种疾病，而其他脏腑的病症日久也会影响到肾，即"病久及肾"。消渴及其并发症的发生，同肾有甚为密切的关系。①从脏腑关系来看，肾与心水火相济，肾与肺金水相生，与脾胃则是先后天之关系。若肾水先亏，不能上济心火滋肺阴，肾阳不化，水津不得升腾以滋养心肺，又下焦虚火上灼心肺，致心肺阴血更虚，邪火愈甚；肾寓元阴元阳，胃喜润恶燥，脾喜燥恶湿，肾阴虚则胃土失润，肾阳虚则脾失温煦，水津不能正常敷布滋润，发为消渴。五脏在体各有所主，在窍各有所开，故消渴变症丛生。②从阴阳互根理论来看，消渴初起阴虚多见，阴津不足，且为虚热所灼，受损愈甚。肾为人体阴中之阴，阴损及阳，阴阳两虚，水亏火竭，导致消渴加剧，变症出现。③从气血津液来看，肾为先天之本，主水藏精，主津液气化。若肾脏亏虚，真阴不能滋养五脏之阴，元阳不能蒸腾水液，则精血无源，五脏干枯，消渴诸症出现。④结合"因时制宜"来看，现代社会生活节奏加快，人们压力增大，夜间加班工作，不注意休养生息，容易出现身心俱疲、肾精不足，易引发消渴及其变症的发生。⑤从治未病的思想来看，未病先防，既病防变，消渴病久，必致肾虚，固摄失权，精微外泄，虚者更虚，病情加重，且每多传变，本虚标实，易见合病。故消渴及消渴变症，无不与肾虚关系密切。糖尿病肾病、视网膜病变、周围神经病变、心肌病变等在糖尿病微血管病变的基础发展而来，多见于疾病发展的中后期，符合中医"久病及肾"理论。肾气不足，腰为肾之府，肾络失养，则见腰膝酸软；肾精不充，不能滋养腰膝则下肢痿软无力；肝肾同源，肝肾阴亏，气血津液生成不足，运化失常，故津不上承，见口干舌燥，精血不得上承目窍则脉络失濡，见双目干涩、视物模糊，精血两亏不能濡养筋骨见麻木不仁、疼痛或肌肉萎缩；阴损及阳，肾阳不化，肾气不足，固摄封藏失职，精微不固，见尿频、尿浊有甜味；肾阳虚弱，命门火衰，阴寒内生则阳痿、性欲淡漠、畏寒肢冷，胸阳不振则心悸、胸痹。

2. 瘀血为标　消渴日久，气阴两伤，气为血帅，血为气母，气虚推动无力，血液运行不畅，缓慢涩滞，而成瘀血，即所谓"气虚浊留"。阴虚火旺，煎熬津液，津血同源，津亏液少则血液黏稠不畅亦可成瘀，即所谓"阴虚血滞"。阴损及阳，阳虚生内寒，寒凝血脉，脉道不利促瘀，即所谓"阳虚血凝"。久则脾胃虚弱，生血不利，血虚不足而致"血虚血瘀"。2型糖尿病患者多肥胖，胖人多痰湿，痰湿壅盛，留滞血脉，阻滞气机，血行不畅而成血瘀，即"痰阻瘀血"。瘀血形成之后又可阻滞气机，使津液失于敷布，以致加重病情，出现微血管病变，导致并发症的产生。血瘀证贯穿消渴病及其并发症的全过程。微血管病变中的微循环障碍是糖尿病并发症的重要机制。现代研究证实，糖尿病微血管病变与中医证型中的血瘀证均以血流不畅、血脉瘀阻或微血管阻塞为共同的发病机制，而微血管壁通透性增高，出现的渗出、水肿及后期的出血，属离经之血，亦属瘀血范畴。可以认为微血管病变与血瘀证为同一机制的两种表现。血瘀证是微血管病变临床症状的外在体现，微血管病变是血瘀证的具体内在病理基础，两者如出一辙。

（二）　络病与糖尿病视网膜病变

糖尿病视网膜病变是糖尿病最常见的眼部并发症，是主要的致盲眼病之一，属于中医学视瞻昏渺、萤星满目、血灌瞳仁、暴盲等范畴。糖尿病视网膜病变常可出现玻璃体积血、黄斑水肿，继发青光眼或视网膜剥离，严重损害视力，甚则失明。因此，糖尿病视网膜病变的防治是糖尿病治疗中亟待解决的问题。糖尿病视网膜病变是典型的络脉病变，络脉瘀滞是其基本的病理基础。目络瘀阻，日久不愈，血行不畅，精血不能濡养视衣，目精失养，神光失灵，则可出现视觉功能障碍。邪客络脉，营卫运化失常，营气涩而不行，卫气郁而不舒，则津液失渗，停聚络脉内外而痰瘀互结，则出现增殖性病变，进一步发展，导致视网膜剥脱而失明。

治疗上根据患者眼部表现和全身症状，在辨证论治的基础上，结合通络化瘀、软坚散结及引经治疗，地龙、水蛭、肉桂、附子片、昆布、夏枯草、决明子等药随症加减，不但能够防止失明，还能在一定程度提高患者视功能。

（三） 络病与糖尿病肾病

中医古籍中无糖尿病肾病（DN）独立病名记载，多在消渴病中依据其病机、症状描述为"肾消""下消""水肿""尿浊""关格"等。古人在描述该病的同时亦指出其为消渴病迁延日久，五脏所伤，穷必及肾的结果，故明代楼英在《医学纲目》中谓"下消者，经谓之'肾消'，肾消者，饮一溲二，其溲如膏油，即膈消、消中之传变"。中医学认为"久病入络"，肾脏作为络脉聚集之所，其病变往往表现为肾络的结构及功能的异常，故DN属肾络病变。

1. 病因

（1）禀赋不足，五脏柔弱是引起消渴的内在因素，一方面致津液化生不足，另一方面，脉道不利，经气、络气运行不畅，阴络、阳络或郁或滞，津液运行不畅，易致疾病发生。

（2）饮食失宜或不节，嗜食肥甘，积痰生热，导致胃火偏旺，或损伤脾胃，以致津液化生乏源，津液不归正化，水谷精微混杂趋下而发病。

（3）情志失调，或思虑忧郁，或耗乱精神，过违其度，致气机郁滞，络脉不畅，气郁日久化火，下劫肾阴，阴虚于内，阳亢于上，或疏泄太过，肾失闭藏而发病。

（4）房事不节，肾虚精耗，房事过度，过劳伤肾，肾精亏损，一者阴虚则内热，阴愈虚热愈炽，真阴耗竭；一者肾元不足，闭藏无力而精微下注。

（5）六淫之邪内侵，素体虚弱，六淫之邪入侵伤肺，日久化燥伤阴，或寒、湿之邪痹着肾络，日久化热，致痰、湿、浊、瘀内阻，肾之气血不畅，日久伤肾。

（6）失治误治，过用温燥之品，伤阴耗液，热积愈盛；或过用寒药、峻药，损伤正气，致脾肾衰败。

2. 病机　肾络应当是指分布在肾脏区域中小血管、微血管，特别是肾小球的毛细血管襻。肾络气血运行特点为血流缓慢、血流量大、面性弥散、末端连通、津血互换、双向流动、功能调节。糖尿病肾病进行性发展，迁延难愈的临床特点与络脉为病易滞易瘀、易入难出、易积成形的病机特点一致。根据络病学说研究的"三维立体网络系统"络脉具有支横别出、逐层细分、网状分布的空间结构特点，气血行缓、面性弥散、双向流动的气血运行特点。络脉既是气血运行的通道，又是病邪传变的通道，六淫外袭易于先伤阳络，由络至经，最后进展至脏腑阴络，形成一系列病机演变过程。糖尿病肾病的发病因素无论情志失调、饮食失宜，或药石不当，或禀赋因素，或外邪从皮肤、肌腠入侵，或湿、痰、饮、水、瘀、浊为患，均容易影响络中气血的运行及津液的输布，致使络失通畅或渗灌失常，导致络病。络脉是从经脉支横别出、逐层细分、广泛分布于脏腑组织间的网络结构，是气血津液输布环流的通路。络中承载着由经脉而来的气血，随着络脉的逐级细分使在经脉中线性运行的气血面性弥散渗灌，并在其末端完成津血互换和营养代谢。消渴日久病及肾络，络脉功能失常，气血水输布环流障碍，导致气滞、血瘀、水停为病。

3. 辨证论治　DN 是因消渴日久，肾之气阴两虚，致络脉空虚，内生之痰瘀郁热，胶结化毒，肾络阻滞，诸症丛生。痰、瘀、郁热胶阻络脉，是毒邪产生的病理基础，元阴元阳受损，五脏六腑失其温煦、滋养，脏腑失衡，脏腑气机失畅，是毒邪形成的关键。毒邪伤肾贯穿 DN 之始终。其病位在肾络，气阴两虚或阴阳两虚为本，气滞、血瘀、湿痰为标。其病程为早、中、晚三个阶段。早期为肝肾气阴两虚、肾络瘀滞；中期为脾肾两虚、肾络瘀阻；晚期为气血阴阳俱虚、肾络瘀结、浊毒内停。治疗上，早期以滋补肝肾、益气养阴、化瘀通络为法；中期以温肾健脾、益气活血为法；晚期以益气养血、化瘀散结、通腑泻浊为法。

（四）　络病与糖尿病神经病变

糖尿病周围神经病变（DPN）是糖尿病最常见的并发症之一，其发病率高达60%～90%。临床上糖尿病周围神经病变可累及多个神经，产生运动和感觉障碍，已成为导致糖尿病患者丧失劳动能力的主要原因之一。

DPN归属于中医"消渴"合并"痹证""痿证"范畴。后世也有根据其中医病证特点将其归入"血痹""脉痹"者。主要临床表现是疼痛、麻木、痿废、瘫痪等，而DPN正是符合"久病入络"的病理变化，且从整个周围神经病变的发生发展过程来看都与络脉有密切关系。古人对此就有很好的诠释，如《王旭高医案》曰"消渴日久，但见手足麻木"。《秘传证治要诀及类方》中提道："三消久之，精血既亏，或目无见，或手足偏废如风疾，非风也。"《丹溪心法》："肾虚受之，腿膝枯细，骨节酸疼"等。目前西医对此尚缺乏理想的药物，运用中医络病学说辨证论治可起到较好的治疗作用。

DPN是糖尿病最常见的并发症之一，发病隐匿，缠绵难愈，可累及感觉神经、运动神经及自主神经。早期症状以感觉障碍为主，临床呈对称性疼痛和感觉异常，下肢症状较上肢多见，感觉异常有麻木、蚁走、虫爬、发热、触电样感觉，往往从远端脚趾上行可达膝上，患者有穿袜子与戴手套样感觉。感觉障碍严重的患者可出现下肢关节痛及溃疡。痛呈刺痛、灼痛、钻凿痛，有时剧痛，昼轻夜重。有时有触觉过敏，甚则不忍棉被之压，须把被子支撑起来。当运动神经累及时，肌力常有不同程度的减退，膝、腱反射明显减弱或消失。后期可出现肌张力减弱，肌肉萎缩和瘫痪，是糖尿病致残的主要原因，严重影响糖尿病患者的生活质量。中医认为其发病原因多是由于消渴日久，病程缠绵，耗气伤阴而气阴两虚，阴损及阳而阴阳俱虚，脾运久滞，气机失调，血液运行不畅，津液代谢障碍，痰浊瘀血内生阻络所致。络脉是气血运行的通道，也是病邪传变的途径，病邪伤及络脉易形成易滞易瘀、易入难出、易积成形的病机特点，定会导致不同程度的气滞、血瘀、痰凝、络虚而成络脉阻滞。瘀为气血阴阳亏虚的病理产物，又反过来影响本病的发展，故瘀血阻络证是本病加重的原因。

在预防和调护方面，应当早发现、早诊断、早治疗。积极控制血糖，控制高热量高油脂的饮食，适当地进行体育锻炼，配合针灸按摩就可以起到很好的预防作用。在治疗上，综观本病，气血阴阳亏虚是本，瘀血阻络是标，也是关键病机。运用络病学说，以活血化瘀通络为治疗本病的根本原则，配合益气、滋阴、养血、温阳等法辨证施治，可取得较好的疗效。在用药方面多选用地龙、蜈蚣、水蛭、赤芍、桃仁、红花、丹参、鸡血藤、桂枝、当归、细辛等药。活血药具有抑制血小板聚集、加速血流、改善微循环的药理作用，同时根据本虚的不同，再选用不同的药物相配。如气虚为主，可配合应用黄芪、当归等药；阴虚为主，可配合应用生地黄、麦冬等药；气阴两虚为主，可配合应用黄芪、沙参等药；兼有痰浊者，可以配伍化痰药如半夏、陈皮等；兼有气滞者，可以配伍理气药如枳壳、香附等。

四、结语

糖尿病微血管病变是在糖尿病的基础上进展而来的，络脉瘀阻是其主要病理机制。糖尿病缠绵难愈，消渴日久，气阴两虚或阴阳俱虚，血液运行不畅，津液代谢障碍，致痰浊瘀血内生。瘀为气血阴阳亏虚的病理产物，又反过来影响本病的发展，是主要的病理因素。络脉是气血运行的通道，也是病邪传变的途径。

（赵帅、刘晨光）

第五节　糖尿病视网膜病变络病机制研究

糖尿病视网膜病变是最常见的糖尿病并发症之一，曾有调查研究表明糖尿病视网膜病变的总患病率为19.7%。最近研究表明，糖尿病视网膜病变的人数将从2010年的1.27亿人增加至2030年的1.91亿人。严重影响人们的正常工作和生活。糖尿病视网膜病变按是否发生新血管分为非增殖期（NPDR）和增殖期（PDR）。其中NPDR分为3期：Ⅰ期有微血管瘤或合并小出血点；Ⅱ期有黄白色硬性渗出或合并出血斑；Ⅲ期有黄白色软性渗出或合并出血斑。PDR 为Ⅳ～Ⅵ期。Ⅳ期：眼底有新生血管或并有玻璃体积血；Ⅴ期：眼底有新生血管和纤维增生；Ⅵ期：眼底有新生血管和纤维增生，并发视网膜脱离。本病属于中医"暴盲""云雾移睛""视瞻昏渺"等范畴，又被称为"消渴目病"。赵艳青等研究发现瘀血在消渴目病 15 个中医证候分型中居第二位。现代医学提出炎症在糖尿病视网膜病变中起重要作用，参与糖尿病视网膜病变的整个发生发展过程。

一、消渴目病中医病机

消渴病迁延不愈或失治误治发展为消渴目病，病变脏腑在肝、脾、肾，病变部位在目睛，目由五脏六腑之气血阴阳所化、精血濡养。病理因素与痰、瘀、虚密切相关。发病初期为实证或实中夹虚，中期多为虚实夹杂，后期表现为虚中夹实或单为虚证。目睛络脉瘀阻为消渴目病的最基本病变，瘀阻贯穿 DR 病程始终，既有实邪瘀血病机，又有本虚标实，因虚致瘀，以致目络阻塞或目睛失养。

（一）消渴目病初期以络瘀为主

消渴病日久，血液黏稠，血不行气，气滞于内；气滞日久又能加重血瘀，瘀血不去，新血不生，加重疾病的进展。临床症见口干口渴，多饮，视物模糊，全身乏力，无发热，伴情绪抑郁或胸闷太息，胸腹胀满，纳可，眠差，二便调。舌质暗红，苔少，脉细涩或弦。雄壮等认为肝主藏血，属阴脏，消渴病内伤日久而阴精受燥热煎熬，则血虚而瘀，精气血运行不畅，瘀阻目络。

（二）中后期以虚为主，虚中夹瘀

1. 脾气亏虚，痰瘀阻络 "食入胃则脾为布化气味，荣养五脏百骸"，消渴目病初期，脾气亏虚，运化水谷精微力弱，精血不能上濡目窍，目睛失养，此为虚；"脾为生痰之源"，脾虚失运，部分水液停于中焦，化生痰湿，痰湿阻于经脉，而致气血运行不畅，瘀血形成，目络不通，此为虚中夹实。脾气亏虚则气血缓行，致血瘀；脾失健运，则肝失疏泄，气机不畅，亦会导致血瘀。瘀血阻于目络，影响目络血液运行，血溢脉外，出现新的瘀血，进一步阻塞脉络。李东垣《兰室秘藏》云："夫五脏六腑之精气，皆禀受于脾，上贯于目。脾者诸阴之首也，目者血脉之宗也，故脾虚则五脏六腑之精气皆失所司，不能归明于目矣。"现代医家刘敏教授认为糖尿病视网膜病变主部位主要在脾，脾胃所化生精气不能上注于目，导致瘀阻目络或气虚血溢。雷晓琴教授认为长期饮食失节，脾胃功能受损，脾主运化水谷精微功能失常，水湿积聚而成痰；平素过多嗜食膏粱厚味之人，湿热内盛，热炼津液成痰。痰浊阻碍气血津液上输于目络，目络失养，发为消渴目病。消渴病患者，素体阴虚，阴虚生热，虚火煎熬津血，津血运行缓慢，积聚成瘀。此病机临床表现为视物不清晰或视物昏花，面色虚浮或晦暗，全身乏力，纳呆，多梦，大便稀溏，舌下脉络青紫，舌色暗红，脉涩。

2. 肝肾亏损，瘀血内生　中期病变部位以肝肾为主。张文风教授认为，消渴病与肝肾之热有密切关系。肝、肾同居下焦，肝藏血，肾藏精。消渴病燥热之邪消耗津血，必入肝肾消灼精血，精血运行受阻，不能上行至目，瘀血阻塞目络。肝为刚脏，其生理特性决定其疾病性质易从热化，肾水不涵木则肝热愈盛；肝热盛则肾水亏。李传课教授认为，阴虚与瘀血是糖尿病视网膜病变的基本病机，李老提出消渴目病病机有两种。一为肾阴亏虚，燥热内生。阴虚与燥热相互影响，阴越虚，燥伤越严重；燥邪越入里，阴虚愈严重。阴虚燥热上灼目络，临床表现为针尖状血管瘤或斑点状、条片状出血，同时可伴有渗出。二为脉络瘀阻，气血运行受阻，可产生畸形或异样脉络，异常脉络易造成出血或渗出，最终牵引视网膜，又可出现视网膜脱离。

3. 气阴两虚，瘀血阻络　后期以虚证为主，主要表现在气血阴阳俱虚，机体消耗过多，则五脏六腑表现为气阴两虚，阴阳俱虚，瘀血停滞，虚实夹杂。刘河间《儒门事亲·三消论》曰"况消渴者，本因饮食服饵失宜，肠胃干涸，而气液不得宣平，或耗乱精神，过违其度，或因大病，阴气损而血液衰虚，阳气悍而燥热郁甚之所成也"，指出消渴病由气阴两虚所致。《证治准绳》云"三消久之，精气虚亏，则目无所见"，提出本病为精血亏虚、目失所养而成。其后历代医家在此基础上研究发现，消渴病日久，精血亏虚，不能上承目络，目睛失养；或肝肾阴虚日甚，虚火上炎，热灼目络，阴精亏虚为消渴目病后期主要病机之一。气阴两虚在糖尿病视网膜病变分型中较为常见，此病机居于首位。脏腑津液不能上承于目，目络失养，或气血推动无力，瘀血停滞，目络瘀阻，视物昏花，甚则失明。消渴病阴虚燥热偏盛日久，目失濡养；或气虚不能固摄血液，血溢脉外；或气阴两虚，血行不畅，瘀血阻滞，发为本病。徐云生教授认为，肝肾阴虚致血瘀，肝藏血，肝阴不足致血虚，血虚则气虚，气虚推动无力则血瘀，气不摄血则血溢脉外，在目则形成眼底出血、眼底血管病变等。石岩教授认为消渴病日久，阴虚燥热耗伤津液，气不摄血，血溢脉外，瘀血阻于脉络；燥热灼津液，脉道滞涩，瘀血凝聚目络。马纲、牛永宁等认为，消渴目病的病因病机多与气阴两虚、脉络瘀阻有关。气虚或阴虚以致脉络失养；瘀血久滞于脉络中，既可造成脉络不通，又能够损伤脉络。"虚"与"瘀"相互影响，消渴目病进行性加重，正如叶天士云"久病入络，久病血瘀"。中医气阴两虚证临床表现为视力正常或稍下降，时有双目干涩，或眼前偶有黑点浮现，伴有乏力倦怠，少气懒言，口干口渴，自汗，舌淡或舌紫暗，有瘀斑，脉沉细等气阴两虚兼瘀血之象。

二、VEGF 与糖尿病视网膜病变

F. Semeraro 等认为血管内皮生长因子是糖尿病视网膜病变过程中主要的血管生成因子。糖尿病早期视网膜在各种细胞因子的作用下引起视网膜内缺血缺氧，刺激机体形成新生血管，而早期视网膜新生血管和慢性视网膜水肿是糖尿病视网膜病变的两种主要原因。糖尿病早期，在血液细胞因子作用下视网膜血管诱导血管细胞生长因子的表达，促使视网膜前体和玻璃体中各种成分及组织增生，形成的视网膜前膜牵引患者视网膜脱离而导致视力丧失。在起作用的细胞因子中最重要的就是促血管生成素 – 2（Ang – 2）和 VEGF。王兴木研究结果显示，糖尿病视网膜病变患者血清 VEGF 水平随着病变的加重逐渐增加并且差异有显著性，提示我们血管内皮生长因子在糖尿病视网膜病变的发生、发展中起着重要作用，且跟病情的严重程度密切相关。在正常情况下血清 VEGF 在人体中低水平表达就可以维持人体正常的血管生长和保持血管密度生理的稳定，但是在病理情况下比如糖尿病患者，常常引起缺血和缺氧，血液中高糖基化终末产物，血管紧张素 Ⅱ 升高等都会刺激 VEGF 的分泌。在糖尿病患者血液中高血糖情况下，血液中全血黏度常常升高，血小板容易聚集，引起视网膜毛细血管微血栓，从而会产生大片的无灌注区，导致糖尿病患者的视网膜缺血、缺氧，使得血管中 VEGF 水平升高，血清 VEGF 水平与糖尿病患者新生血管活动期密切相关。研究发现在无糖尿病视网膜病变期血清中的 VEGF 浓度有升高的趋势，到非增殖性糖尿病视网膜病变期显著增加，进入增殖性糖尿病视网膜病变期逐渐下降，但仍明显高于非增殖性糖尿病视网膜病变期。原因可能是非增殖性视网膜病变期体内代谢紊乱及糖毒的作用，促使微血管基底膜变厚，氧交换障碍致组织缺氧，刺激 VEGF 分泌。而到增殖性视网膜病变期由于新血管形成，缺氧压力逐渐减少，迁移逐渐停止，VEGF 产生逐渐减少。早期糖尿病患者虽然没有视网膜病变，但是其长期处于高血糖状态，糖代谢紊乱还会导致人体内血管内皮细胞损伤，机体的自我修复能力使得血清 VEGF 糖尿病患者中的浓度必然会有增长。VEGF 通过有丝分裂作用增加血管通透性，刺激血管生成内皮细胞，增强内皮细胞迁移和生存。细胞因子介导炎症反应并进一步刺激 VEGF 的释放。糖尿病视网膜病变患者由于高血糖的慢性刺激，造成视网膜组织长期缺血、缺氧，从而刺激机体产生炎症反应。在缺氧缺血条件下，VEGF 被分泌到玻璃腔，从而降低血管壁完整性，增加了血管通透性，造成管腔阻塞和血流量减少，导致预防缺氧相关损伤的机制逐渐消失。视网膜组织诱导糖酵解、血管生成、血管扩张和红细胞生成以弥补氧缺陷。持续的高血糖状态会在早期破坏血视网膜屏障，导致视网膜出现缺血、缺氧，破坏视网膜血管生成因子与抑制因子之间的平衡，诱导多种血管生长因子，如血管内皮生长因子（VEGF）的增加，形成视网膜新生血管。

三、中医络病与糖尿病视网膜病变

中医学很早就认识到 DR 为消渴的重要并发症之一。如《儒门事亲·三消论》云："夫消渴者。多变为聋、盲、疮、癣、痤、瘫之病。"戴元礼指出，消渴目病病机乃为消渴日久，阴津亏耗，精血受损不能上承于目，目失濡养所致。又因阴虚生内热，灼伤阴血津液，使血行不畅而致血液黏滞而成血瘀，瘀血阻络故不能视。笔者认为，消渴目病多表现为虚实之证，前期气滞血瘀或燥热灼津，血流不畅；中后期则脏腑、气血阴阳亏虚，瘀血内停，以虚为主，虚实夹杂。《灵枢·惑论》云："五脏六腑之精气，皆上注于目而为之精，精血亏不能上承于目，则出现视物不明。"早期虚火内生，火及目络，血溢络外。但虚火灼津日久，易致血脉失充，血流滞涩成瘀；消渴久之，脏腑虚衰或气阴两虚，无力鼓动气血，血行不利亦成瘀。糖尿病视网膜病变非增殖期可见眼底微血管瘤、血管出血、渗漏、闭塞；增殖期可见新血管生成。此皆血行不畅，局部停滞，或离经之血存留某处未梢，称为"瘀血"。中医认为络脉瘀阻为消渴目病主要病机，瘀阻贯穿本病始终。中药丹参提取物具有血管保护作用，且能下调 VEGF 水平。现代医学研究表明，随着糖尿病视网膜病变的不断发展，VEGF 过度分泌，血管内皮细胞相应出现的增殖、移行等刺激反应使糖尿病视网膜病变病情不断加重。中医学认为，络脉瘀阻是导致糖尿病患者失明的主要因素之一。

四、结语

络脉瘀阻是糖尿病视网膜病变的主要病机，瘀血为主要的病理因素，参与消渴目病的整个发病过程。发病前期多为本虚标实，后期虚实夹杂，以虚为主，兼夹瘀血。"气行则血行，气滞则血停"，血行过缓，不能上荣于目，目睛失养；血行不畅，气血津液不能上行，阻于目络，脉络不通，视物昏花甚则失明。气血津液亏损，可致瘀血形成；有形实邪停滞，亦可致瘀血形成。中医通过辨证论治对症治疗，减缓糖尿病视网膜病变的发病进程。瘀血多用桃仁、红花、三棱等活血化瘀之品，如伴有气滞者，加用行气药；伴气阴虚者，加补气养阴药；肝肾两虚者加滋补肝肾之药等。总之，化瘀血为主要的治疗方法。现代医学方面最新研究成果表明，药物治疗包括抗炎剂、抗 VEGF 剂（如哌加他尼钠、雷珠单抗、贝伐单抗、康博西普）。没有一种药可以针对所有靶点，因此联合治疗十分重要。深入研究糖尿病视网膜病变络脉瘀阻与炎症反应的联系，在诊断及治疗方面体现系统化、规范化。此外，现代药理研究表明部分中药提取成分治疗糖尿病视网膜病变具有多靶点功能，银杏叶提取物、川芎嗪、枸杞多糖可减缓或抑制血管新生，改善糖尿病视网膜病变，保护视网膜，且不良反应小，具有独特优势，但具体作用机制及临床疗效的提高仍待进一步挖掘与研究。

（徐灿坤、武少伟）

第六节　糖尿病肾脏病变络病机制研究

糖尿病肾脏病变是糖尿病主要的慢性微血管并发症之一，其早期表现为尿中出现间断微量蛋白，继而出现持续微量蛋白、蛋白尿、水肿，出现临床蛋白尿的患者 7 年内约有 50% 进入终末期肾病。根据 2010 年全国性糖尿病流行病学调查显示，我国糖尿病患病率为 9.7%，而 2001 年我国住院患者的回顾性分析显示，2 型糖尿病并发肾病的患病率为 34.7%。糖尿病肾病一旦发生，若蛋白尿控制不良，绝大多数患者在较短时间内进入尿毒症期，此时患者必须接受替代治疗（透析或肾移植）。因此，糖尿病肾病的早期治疗显得尤为重要，而中医药在糖尿病肾病的治疗上有较大的优势，可有效地控制蛋白尿、改善临床症状，延缓终末期肾病进程。

糖尿病肾脏病变的发展阶段代表了络病发展的不同阶段及相应的病理机制，以络病机制作为传变的中心环节，探讨其发生发展的规律，有助于对糖尿病肾脏病变更加全面系统的了解。在糖尿病性血管损伤的过程中，涵括了络病机制的气机瘀滞，血行不畅，络脉失养，津凝痰结，络毒蕴结全部病理变化过程，在各类疾病中具有典型性。因此，对于糖尿病肾脏病变的深入研究将有助于对络病的基本病理机制的全面理解。

一、糖尿病形成早期，肾脏结构及肾脏血流动力学已发生改变

糖尿病肾脏病变是指糖尿病特发性全身微血管病变的肾脏表现。病理诊断名称为糖尿病性肾小球硬化症。日本学者对其国内 2 754 例糖尿病尸检结果显示，在其微血管病变中，肾血管病变居于首位。糖尿病肾病的主要病理特征是肾小球毛细血管基底膜增厚。目前认为，糖尿病肾病的发生是多因素作用的结果。糖尿病早期肾脏病变的表现为肾脏体积增大，重量增加，主要是由肾小球和肾小管的体积增大所致，以及肾脏血流动力学改变，肾小球滤过率增高。实验性糖尿病形成 3 周，肾小球滤过率增高，光镜上可见肾小球直径增大，肾小囊增宽，PAS 染色呈阳性，电镜下观察到肾小球毛细血管足细胞的改变，胞体及初级突、次级突、三级突均肿胀、

变形，足突间隙变宽。

二、糖尿病肾脏病变毛细血管基底膜增厚的病理生理

毛细血管基底膜增厚：糖尿病肾病病理特征均为毛细血管基底膜增厚。糖尿病患者尸检分离开来的基底膜化学结构与正常人相似，但糖尿病患者的基底膜较正常明显增厚。基底膜是大分子物质的筛子，其合成主要在上皮细胞，它代谢很慢，弹性较差。当毛细血管内压增加时，它可限制毛细血管过度扩张。目前认为，毛细血管基底膜增厚与细胞内高葡萄糖浓度有直接的关系。

高血糖引起毛细血管基底膜增厚的几条可能途径：①葡萄糖是合成糖蛋白的原料，直接参与基底膜的合成，使其合成加快；②细胞内高葡萄糖浓度可激活多元醇代谢途径，从而破坏内皮细胞层，引起通透性增强，同时由于血浆蛋白如 $\alpha-1$ 抗胰蛋白酶及 $\alpha-2$ 巨球蛋白可从细胞间隙渗出，从而抑制胶原酶的作用，使基底膜分解减慢；③高血糖可以使糖化血红蛋白从5%增加到15%，从而导致组织缺氧，产生代偿性血管扩张，糖尿病患者的红细胞变形能力降低，使红细胞在毛细血管中的阻力增强，产生机械刺激，使血管通透性增强，引起基底膜增厚；④高血糖促进体内各种过量的糖基化蛋白堆积，逐渐形成稳定的高级糖基化终末产物（AGEs），不断堆积在基底膜，从而导致其增厚。除高血糖原因外，其他的一些原因也在毛细血管基底膜增厚中起着重要作用。如静脉压力的增加亦可以使基底膜增厚，糖尿病患者下肢血管基底膜较上肢血管基底膜增厚更加显著，这成为下肢坏疽更多见的原因之一。另外，生长激素能对毛细血管基底膜增厚的发生起促进作用，年龄也是一个重要因素。随着年龄的增长，毛细血管基底膜的发生率也随之增大，血栓素A3与前列环素比例失调，造成血小板功能亢进，是糖尿病微血管病变发生的一个重要环节。

三、糖尿病肾脏病变的细胞外基质异常代谢

肾小球的3种固有细胞为上皮细胞、肾小球毛细血管内皮细胞和系膜细胞。它们在肾小球中的解剖位置为肾小囊脏层上皮细胞紧紧包在肾小球毛细血管及血管系膜区的周围，上皮细胞的胞体及较大的突起不附于基

膜，而是悬于肾小囊，足突之间做指状交叉形成裂隙孔附于基膜的外疏板参与基底膜的形成。基底膜可分为外疏板、密板、内疏板 3 层，内疏板位于肾小球毛细血管外侧，有内皮细胞附着。系膜细胞位于系膜区，系膜细胞与系膜基质构成系膜，球内血管系膜是肾小球毛细血管的支持成分。肾小球毛细血管内皮细胞被覆于肾小球毛细血管壁腔侧，与血流接触，其细胞核位于毛细血管的轴心侧，即系膜侧，细胞质环绕于血管腔。内皮细胞构成了肾小球毛细血管壁的第一道屏障，使血细胞及一些大分子物质受到阻拦而不被滤出。内皮细胞表面的负电荷构成了肾小球毛细血管壁电荷屏障的重要组成部分。此外，内皮细胞对基底膜的合成及修复、抗凝、抗血栓也有一定作用，还可释放Ⅷ因子和内皮素。光镜下系膜细胞核小而圆，或略有凹陷，染色极深，电镜下呈星形。系膜细胞能产生系膜基质，肾小球系膜细胞具有多种生理功能。体外培养的实验已证实，系膜细胞有摄取、吞饮和收缩作用，同时也证实系膜细胞可产生多种细胞因子和多种细胞外基质（ECM）。由于肾脏的固有细胞乃处于由 ECM、ECM 降解酶、生长因子和激素等组成的信息网络中，肾小球上皮细胞、系膜细胞、内皮细胞均可产生 ECM，ECM 的信息对它们也产生反馈影响。ECM 的主要成分包括胶原、糖蛋白、葡萄糖氨基糖苷、蛋白糖苷四大类。其中胶原类主要包括 I ~ X 型胶原，黏合蛋白（FN）、Laminin 属糖蛋白类，FN 的分子量为 450 KD，主要分布于肾小球系膜区，以内皮窗孔同系膜细胞之间的连接处尤为丰富。而且经免疫荧光证实，在系膜细胞质内有较多的 FN 集中在高尔基池内。LN 为涎酸蛋白的一种，分子量为850 KD，在系膜区分布较少，主要以基底膜、球囊基膜多见。LN 与Ⅳ型胶原的分布相类似，二者均弥漫分布于系膜基质及基底膜，Ⅲ型胶原仅分布于肾间质，肾小球内呈阴性。LN 与Ⅳ型胶原分布于基底膜的全层，FN 则主要集中于基底膜的内皮侧。肾小球硬化过程中细胞外基质的合成与降解研究，近年来也受到广泛的关注。FN 为 ECM 中变化较早的明显的指标之一，体外培养证实，在高糖刺激下，系膜细胞分泌 FN 明显增多；体内观察也早已发现创伤愈合、组织器官硬化过程中，均有 FN 等黏合蛋白活跃的前奏性变化。FN 的沉积，与吸引巨噬细胞浸润，启动间质细胞和血管的增生及胶原的沉积等，均有密切联系。ECM 的降解主要依靠降解蛋白酶、糖苷酶分别对其蛋白质部分及氨基糖苷、蛋白糖苷中的氨基糖基团进行降解，其中降解蛋白酶可分为丝氨酸蛋白酶类、基质金属蛋白酶类（MMP）及半胱氨酸蛋白酶类。在组织降解过程中，丝氨酸蛋白酶类、基质金属蛋白酶类起主要作用，而PA/纤溶酶系统又在丝氨酸蛋白酶类中占主导地位，在PA催化下形成的纤溶酶具有胰蛋白酶样的作用，可降解多种ECM成分，包括Fibronectin、Laminin等。从而影响ECM降解过程，纤溶酶原活化物抑制物（PAI-1）主要通过抑制纤溶酶原活化物（t-PA；u-PA）的活性，PAI-1在PA的抑制物中具有重要的地位，对于ECM的过度积聚起着重要的作用。

四、糖尿病肾脏病变形成晚期的病理改变

（一）结节性病变

Kimmelstiel-wilsen首次描述了在肾小球小叶中央有特殊的玻璃样变物质沉积，Bell于1953年根据其异常的玻璃样物质形成的结节特征称之为"结节性肾小球硬化"。典型的病变为肾小球毛细血管中央成团的嗜酸性玻璃样物质沉积，形成20~200 μm不等的结节结构，结构均匀，但在银染色下可见层状结构。该型病理改变仅见于糖尿病患者，对糖尿病肾病的诊断有特异性，占糖尿病患者的48%。

（二）弥漫性病变

Fahr于1942年首次描述了这类病变。Bell称之为"弥漫性肾小球硬化"，使之与结节型损害相区别。其特征为多数肾小球受累，肾小球毛细血管基底膜由于嗜酸性玻璃样物质沉积而增厚，通常为3 000~8 000 A（正常值：1 400~2 700 A）。该型损害是糖尿病基本的和重要的病变，约见于75%的糖尿病患者，但却不是糖尿病患者所特有的。

（三）渗出性病变

渗出性损害在糖尿病肾小球损害中最少见，也最无特异性。其特征为在肾小球毛细血管襻的周缘部，毛细血管内皮细胞和基膜之间有嗜酸性物质沉积，形成新月形冠。渗出性损害一般只见严重的结节型和弥漫型的糖尿病患者，是糖尿病肾病的晚期表现。

（四）糖尿病肾病血管损害

糖尿病性肾小球硬化症除其自身的病理改变外，尚与肾血管的损害密

切相关。一般认为，伴随糖尿病发生的肾小球和血管损害，实际上代表了两种不同的病理过程，它们往往同时发生。糖尿病的血管损害主要是动脉硬化，糖尿病患者的肾血管损害特点是入球小动脉和出球小动脉同时发生玻璃样变，这个特点可以认为是糖尿病患者肾血管损害的特异性改变。

五、糖尿病肾脏病变的络病机制

糖尿病早期肾脏即出现肾脏结构及肾血流动力学的改变。肾脏结构的改变主要表现为肾脏体积增大，重量增加，而且这种改变主要由于肾小球和肾小管的体积增大所致，络病的病理机制总为瘀、虚、痰、毒。糖尿病状态下，糖、脂肪、蛋白质代谢紊乱，产生内生之邪，邪气犯络，导致络中气机瘀滞，肾小球和肾小管的体积增大应为气机瘀滞的直接结果。代谢紊乱导致肾小球毛细血管内皮细胞损伤，足细胞发生改变，胞体及初级突、次级突、三级突均肿胀、变形，足突间隙变宽，上述改变造成肾小球毛细血管功能异常。同时，代谢紊乱造成局部高凝状态，肾脏血流动力学改变，主要表现为肾小球滤过率增高，尿蛋白排泄率增高。络病血行不畅的机制应以肾脏血流动力学改变为基本表现，肾小球毛细血管内皮细胞、足细胞损伤为病理基础。毛细血管基底膜增厚及系膜区基质增多为络病络脉失养的病机关键，肾小球毛细血管内皮细胞、肾小球系膜细胞、足细胞为络脉失养的基本载体，肾小球毛细血管内皮细胞、肾小球系膜细胞、足细胞的功能异常是毛细血管基底膜增厚及系膜区基质增多的基本功能单位。在糖尿病状态下，肾小球毛细血管内皮细胞、肾小球系膜细胞、足细胞失去了原有的生存、代谢环境，表现为络脉失养的病理机制。细胞外基质代谢异常为津凝痰结的主要病机，肾脏的固有细胞乃处于由 ECM、ECM 降解酶、生长因子和激素等组成的信息网络中，肾小球内皮细胞、系膜细胞、足皮细胞均可产生 ECM，ECM 的信息对它们也产生反馈影响。津凝痰结主要涉及了 ECM 的各种成分，包括胶原、糖蛋白、葡萄糖氨基糖苷、蛋白糖苷的代谢、分布异常的基本内容。络毒蕴结实际上代表了糖尿病肾病晚期的病理变化，肾小球毛细血管中央成团的嗜酸性玻璃样物质沉积等病理变化；毛细血管内皮细胞和基膜之间有嗜酸性物质沉积，新月形冠形成；入球小动脉和出球小动脉发生的玻璃样变，为络毒蕴结的主要结构基础。总之，肾脏血流动力学改变；肾小球毛细血管内皮细胞、肾小球系膜细胞、足细胞的功能改变；细胞外基质代谢异常；糖尿病肾病晚期的多重病理产物堆积代表了络病发展的不同阶段及相应的病理机制，以络病机制作为传变的中心环节，探讨其发生发展的规律，有助于对糖尿病肾脏病变更加全面系统的了解。

糖尿病应遵循早发现、早治疗的原则，糖尿病肾脏病变一旦诊断成立，应积极治疗。而络病理论在糖尿病肾病的发生中既是重要的病理基础，更是其发展、转归的关键环节。临证时当以祛瘀化痰通络为原则，根据瘀血不同阶段及络病的损伤程度分期治疗，往往能起到事半功倍的效果。

（徐灿坤、冯海霞）

第三章

络以治微

第一节　从络论治糖尿病慢性微血管病变

自 1922 年胰岛素问世以来，糖尿病患者的预后获得极大改善，寿命普遍得到延长。随之，糖尿病的慢性并发症成为影响患者预后的主要因素，受到临床医生的高度重视。糖尿病是一种终身性疾病，持续一生，不断进展，可防可治但不能根治，是典型的慢性病、久病。清代医学大家叶天士指出："久病已入血络""经几年宿病，病必在络"。因此，糖尿病日久，"久病必瘀闭"，甚至"经年累月，外邪留着，气血皆伤，其化为败瘀凝痰，混处经络"，必然会导致经脉不畅，络脉闭塞，从而发展为各种慢性微血管病变。

一、糖尿病久病入络的病机

糖尿病的慢性微血管病变众多，因此糖尿病有"百病之源"之称。但考察诸慢性病变的发生机制，皆为糖尿病病程久延，精气衰耗，络脉瘀滞所致。糖尿病日久损及肢体脉络，则并发糖尿病性周围神经病变，症见肢端感觉异常，分布如袜套或手套状，伴麻木、针刺、灼热感或踏棉垫感，或感觉过敏，随后可见肢痛，呈隐痛、刺痛或烧灼样痛，夜间及寒冷季节加重，伴见肢体发凉、酸胀、沉重，后期可有肌肉萎缩或瘫痪。损及肾络则并发糖尿病性肾病，症见水肿、少尿或无尿、腰酸乏力、恶心纳差、小

55

便混浊等。损及目络则并发糖尿病性视网膜病变，症见视物模糊不清，其病机不仅与肝肾阴虚、目络失养有关，血络瘀滞、灵机不运亦为重要因素。损及胃络则并发糖尿病性胃轻瘫，症见胃脘痞满、不欲饮食、嗳气、全身乏力等。损及肠络则并发糖尿病性胃肠功能紊乱，症见便秘与溏泻交替，伴见腹痛或腹胀。损及膀胱之络则并发糖尿病神经源性膀胱，见癃闭之证。损及体表之浮络则并发糖尿病性瘙痒症，为燥热之邪流窜而入浮络所致，症见全身瘙痒，其中以阴部瘙痒多见。损及宗筋之络则并发糖尿病性阳痿，性欲低下，为肾虚络闭，宗筋失用所致。诸慢性并发症无不与络脉相关，而且与陈宪民归纳的络病之临床特点相符合：①发病范围广泛；②不易传变；③多为有形之积滞；④热邪易伤阳络；⑤久病入阴络。故可将其归属于中医学的"络病"范畴。易法银指出，络病多属难以治愈的慢性病或慢性痛证。因此，在治疗糖尿病慢性微血管并发症时，应注重从络入手。

治络学说，《内经》发其端。《灵枢》云："是故虚邪中人也，始于皮肤……留而不去则传舍于络脉……稽留不去，息而成积，或著络脉，或著经脉，或著输脉，或著于伏冲之脉，或著于膂筋，或著于肠胃之募原，上连于缓筋，邪气淫泆，不可胜论。"《金匮要略》血痹诸方可见其用，"血痹，阴阳俱微，寸口关上微，尺中小紧，外证身体不仁，如风痹状，黄芪桂枝五物汤主之。"至清代，名医叶天士扩充其法，通过诊察大量久病案例，开拓了新的治疗思路。叶氏认为慢性疾病，只要邪气久羁，必然伤及血络，"其初在经在气，其久入络入血""久发、频发之恙必伤及络"，这就是著名的"久病入络"学说。他还指出久痛亦能入络，"痛为脉络中气血不和""久痛必入络，气血不行"。据"久病入络"理论，"治经千百，历有明验"。该理论亦得到了后世医家的证实和推崇。如吴瑭提出"治肝必治络""定痛之药，无不走络，走络之药，无不定痛"，并创立"宣络定痛"这一法则；王旭高治肝病往往注意"参入搜络之法"；余听鸿认为"久病入络，气窒入络，被瘀阻不通则痛""久痛伤络，累及奇经带脉之隧道被气血阻滞"；秦伯未指出"久病必瘀闭"。以上诸论开创了久病、慢性病及复发性疾病"入络、治络"的理论先河。

糖尿病的慢性微血管并发症属络病范畴，其治亦当参照叶天士"络以辛为治"的法则，即通络法，取辛能行、能散、能通之功，使血络瘀滞得行，气机调畅，邪去正自安。

二、从络论治糖尿病慢性微血管病变要点

（一） 注重对原发病——糖尿病的调理

据标本理论，原发病为本，并发症为标，"治病必求于本"，故论治糖尿病微血管病变当注重对糖尿病的调理。糖尿病属中医学消渴病的范畴，病机多为阴虚燥热，其中阴虚为本，燥热为标，治当益气养阴、清热润燥。代表方如《千金》消渴方（人参、麦冬、茯苓、玉竹、黄芩、黄连、龙胆、生石膏、升麻、天花粉、枳实、枸杞子），张锡纯之玉液汤（山药、黄芪、知母、鸡内金、葛根、天花粉、五味子）及张仲景之白虎加人参汤（人参、石膏、知母、甘草、粳米）等。

（二） 久病入络多因虚，故当重视补虚，以补为通

黄世敬提出"虚气流滞"学说，认为虚可致滞。脏气亏虚，经络失养则脉道艰涩，气血运行不畅。故当重视补虚，以补为通。易法银提出通络八法，其中有四法宗此，即辛甘通补法、滋润通补法、清润通补法、温润通补法。例如在治疗糖尿病肾病时，常选用山药、熟地黄、枸杞子、女贞子、山茱萸、人参以补肾填精，濡养经络。

（三） 通络化瘀，调和气血治络病

易法银所总结之通络八法中有四法宗此，即辛润通络法、辛温通络法、辛香通络法、虫蚁通络法。临床治疗糖尿病并发周围神经病变常加用全蝎、水蛭、苏木、砂仁、葛根、沉香等药；治疗糖尿病胃轻瘫常加用橘络、沉香、砂仁、全蝎、水蛭；治疗糖尿病并发心脑病变的常用中成药如脉血康、脑血康、通心络等，其主要成分皆为化瘀通络、调畅气血之品。王伟明等结合临床观察及实验室检查，认为瘀血是糖尿病血管病变及神经病变的主要原因，并且贯穿该病始终，指出糖尿病当从瘀论治。钱秋海认为瘀血是糖尿病及其并发症的重要病理基础，临床用药注重加用活血化瘀之品，取得较为满意的疗效。

（四） 补虚药与通络药必须配合使用

补可使通，但补虚药必须以伍用通络药为先遣，则可补而不滞，可达

经络；通络药以补虚药为基础，则通而不伤，使经络通养相济而复其职。只补而不通则留积为患，只通而不补则耗气伤血，加重病情。故二者须配伍应用。

（五） 注重应用虫类药和辛香药

初病者，多属气机失调，尚可以草木类药加以调理，而病久则血伤入络，阳动之气无以旋运，使瘀血凝痰，混处络脉，以致痼结难解，必须用虫类药物治疗。虫类药为血肉之质，又具有动跃攻冲之象，能深入隧络攻剔痼结之瘀痰，旋转阳动之气。虻虫、水蛭、全蝎、鳖甲、蜣螂、地龙都是开闭闭之常用药。临床糖尿病患者多食易饥症状常不明显，而纳差、上腹痞闷者反而多见，此为损伤胃络之征。临床用药常加用沉香、丁香、檀香、小茴香、砂仁、肉桂等辛香之品，既醒脾复胃，又疏通胃络，疗效确切。

综上所述，糖尿病诸多慢性病变皆病程漫长，缠绵难愈，属叶天士络病范畴。"络以辛为泄"，临床应用通络法以开络闭，通经脉，畅达脏腑之气，疗效显著，是治疗糖尿病慢性并发症的一大法则。

（徐灿坤）

第二节 从络论治糖尿病视网膜病变

糖尿病性视网膜病变（DR）是糖尿病患者最常见和最严重的微血管并发症，是成年盲人最重要的致盲原因。DR 的发生率随糖尿病病程发展而增加，而 DR 发展为增殖型病变多为糖尿病发病 10 年以上者，其发病率可高达 45% 以上。增殖型 DR 多采用激光及玻璃体切割手术治疗，但手术后易出现视网膜反复出血，玻璃体混浊、机化及视力不理想等情况，此时患者多求助于中医治疗。笔者通过多年的临床实践，认为采用中医药治疗可以有效地减少视网膜反复出血等并发症的发生，从而降低致盲率。糖尿病相当于中医的消渴病，而增殖型 DR 则无相应的中医病名，可根据患者的自觉症状归为"云雾移睛""视瞻昏渺""暴盲"等范畴。现对 DR 的发病机制、辨证施治及临床观察结果介绍如下。糖尿病性视网膜病变的中医病机特点是虚实夹杂、本虚标实，以阴虚、气阴两虚、阳虚为发病之本。阴虚为阴津亏虚，血流不充，滞而为瘀；气虚血运无力，滞而为瘀，因虚致瘀。即古人所言"凡人之气血犹源也，盛则流畅，少则壅滞，故气血不虚则不滞，虚者无有不滞者。" DR 早期表现为阴虚，逐渐发展为气阴两虚；后期出现阳虚证候，或气阴两虚同时伴有阳虚。因此，对于 DR 的辨证应重视全过程。络病是广泛存在于多种内伤疑难杂病和外感重症中的病理状态。本节试图应用络病学说阐明糖尿病视网膜病变的发病机制，拓宽治疗思路，旨在提高中医药防治糖尿病视网膜病变的临床疗效。

一、络脉与血液的构成及功能

经络包括经脉和络脉。经脉是纵行人体、络属脏腑、首尾相贯、如环无端、"行血气而营阴阳"的通道；络脉则是从经脉支横别出、逐层细分、遍布全身、输布渗灌气血的网络系统。随着气的概念进入中医学，《内经》明确提出"经络"概念代替"十一脉"，使"脉"代表经络系统的含义退化，逐渐向"容纳血液的脉管"这一概念转移，故《内经》"经脉"并称时往往涵盖运行气血的经络系统，单指"经"时说的是运行经气的通道，仅称"脉"时则主要表达运行血液的脉管概念。可见《内经》之"经络"包括以运行经气为主的"经气环流系统"和以运行血液为主的"心脉血液循环系统"两大功能系统。显然，隶属于"经气环流系统"的经络之络与血液是两个不同的概念范畴。"心脉血液循环系统"由血液运行的动力器官心与容纳血液运行的组织器官脉及脉络，以及在脉络中运行的血液共同组成。心与脉属于组织器官，血液属于流动的液体，从组织生理角度来看，也属于不同的范畴。故《素问·脉要精微论》曰"夫脉者，血之府也"，明确指出脉是容纳血液的器官；《灵枢·决气》曰"壅遏营气，令无所避，是为脉"，指出控制营血在脉络中正常运行是其主要功能。血液是由水谷精微化生的营养物质，通过脉络运行输布渗灌于周身发挥濡养作用，故《难经》曰"血主濡之"，血液在脉络的末端进行津血互换和营养代谢活动。脉络的完整无损及舒缩功能正常，是保证血液正常运行的前提和条件，血液的量和质是血液在脉络中能否正常运行的基础。两者虽关系密切，但就其组织结构和生理功能而言，仍属两个范畴。

二、络病与血瘀证的病机范畴

组织结构与生理功能的不同，决定了络病与血瘀证病机变化的不同。广义的络病包括经络之络和脉络之络的病变。前者主要指由于经络之络病变导致经气运行及功能障碍，如气的温煦充养、防御卫护、信息传导、调节控制功能失调，与血瘀证虽相互影响但并非同一病机范畴；后者主要指脉络结构的损伤及功能障碍及其对血液运行的影响，如对血液正常输布渗灌、津血互换、营养代谢障碍的影响。络气郁滞（或虚滞）导致脉络自稳状态失常与神经内分泌免疫调节功能失调、血管内皮功能障碍相类似，脉络病变包括络脉瘀阻、络脉细急等，前者类似动脉粥样硬化之血管内膜增厚、斑块形成、管腔狭窄以及微循环障碍，后者则与血管痉挛相吻合。血液的病变包括两方面：一为血的生成不足或耗伤太过，血的濡养功能减退，从而形成血虚，不属血瘀证范围；二是血的循环运行失常，主要是指妄行和血瘀，妄行系指感受热邪或气机逆乱导致的出血，血瘀系指血液运行迟缓，涩滞不畅，甚则血液瘀滞不行的病理变化。结合西医学，则主要是指血液质的改变，如血脂增高、血液黏稠度增加、血小板聚集性增强或释放功能亢进、红细胞堆积及变形能力下降、血液凝固性增高、纤溶能力降低、血栓易于形成等。由于血液在脉络中流动，各种原因所致血运不畅即可导致血瘀，血瘀日久入络，即为脉络瘀阻证，两者在临床常同时存在。但从严格意义上讲，血瘀证和络病是两个不同的病机概念。《说文解字》说："淤，淀滓浊泥也""瘀，积血也"。血瘀证重点反映血液瘀滞和运行不畅的状态，但未能反映脉络自身的病变，临床没有明确瘀血指征的络脉细急，多表现为猝然不通而痛，到了缓解期则可一如常人，显然非血瘀证所能概括。此外，血瘀可导致血不循经而出血，络脉损伤也会导致出血，逸出脉外却留滞体内的离经之血亦属于瘀血，此属血瘀和络脉损伤的相关性，而不是概念的等同问题。综上所述，血瘀证和络病既有密切联系，又分属不同的病机范畴。两者的内涵和外延虽有重叠部分即久病血瘀和络脉瘀阻，但更多的病机变化则属于独立的病机范畴。临床治疗以血液瘀滞为主的病变可从瘀血论治。若治疗既有血液瘀滞又有络脉自身病变者，从络病论治更能切中病机。实际上，络病治疗包括化瘀通络（即通过改变血液的质来通畅脉络），但更多的治络方法如祛痰通络、辛香通络、搜风通络、荣养络脉等，都不属于活血化瘀的治疗范畴，可见络病从病机到治疗，都具有比血瘀证更广泛的科学内涵。

三、络病与消渴病的病机联系

中医学把糖尿病络病的病机归结为血瘀与阴伤。叶天士云："大凡经主气，络主血，久病血瘀。"络脉受气血津液濡养，精血不足则络脉失养而受损。根据血滞阴伤的程度把糖尿病络病分为络滞、络瘀、络闭三个阶段。络滞，此期血液流动不畅。络瘀，血液瘀滞。络闭，血瘀有形之邪固定，络脉闭阻。有研究表明，络瘀阶段局部血管管壁损伤，血管通透性增加，大分子物质在血管壁沉积。络闭阶段小血管硬化，微血管基底膜增厚，内皮增生，微血管瘤及微血管血栓形成。所以，在一定时间内，患者既有络瘀，同时又有络闭，或是络瘀为主，或是络闭为主。因此，络滞、络瘀、络闭三个阶段不是孤立存在的，三者互相联系相互影响。

中医学认为消渴病是一个复合病因的病证。素体阴虚，五脏虚弱是消渴病发病的内在因素；过食肥甘、形体肥胖、情志失调、外感六淫、房劳过度为消渴病发病的重要环境因素。消渴病早期，基本病机为阴津亏耗，燥热偏盛，阴虚为本，燥热为标。若病程迁延，阴损耗气，燥热伤阴耗气而致气阴两虚，脏腑功能失调，津液代谢障碍，气血运行受阻，痰浊瘀血内生。消渴病中阴虚的形成已如前述，气虚主要由于阴损耗气，燥热伤气，先天不足，后天失养，过度安逸，体力活动减少等所致；痰浊主要由于过食肥甘厚味，损伤脾胃，健运失职，聚湿成痰所致；瘀血主要由于热灼津亏，气滞血瘀、气虚血瘀、阳虚寒凝、痰湿阻络而致。气阴两虚，痰瘀阻络，久病入络导致络病，产生络气郁滞、络脉瘀阻、络脉拙急、络脉瘀塞、络脉瘀结、络虚失荣等病理变化，从而导致多种糖尿病视网膜病变的发生。

由此可见，络病是糖尿病视网膜病变共同的病理基础，在糖尿病视网膜病变中，其病理环节虽有络气瘀滞、络脉瘀阻、络脉拙急、络脉瘀塞、络脉瘀毒、络虚失荣等不同，但是"络脉瘀阻"是糖尿病视网膜病变病机的关键环节。

四、络病中化瘀通络法在糖尿病视网膜病变辨证论治中的应用

针对糖尿病视网膜病变络脉瘀阻的病机特点，提出以化瘀通络为主的治疗原则。化瘀可分三个阶段。络滞阶段当以活血为先。如《血证论》所云："新血日生，瘀血无处可留，迫之不得不去""知此则以去瘀为生新之法，并知以生新为去瘀之法"。故以调血补血为主。络瘀阶段重在化瘀，糖尿病络损发展到中期血流瘀滞，故以活血化瘀为先。《素问·至真要大论》云"疏其血气，令其调达，而致和平"，临床多选用桃仁、红花、大黄等，并伍以桂枝等辛温之品以通行血脉，使瘀血消络脉通。络闭阶段重在通络，通络重在虫类药的使用。《临证指南医案》云："其通络方法，每取虫蚁迅速飞走诸灵，俾飞者升，走者降，血无凝著，气可宣通。"

通络可分为驱邪通络、扶正通络两大类。驱邪通络又有化瘀通络、化痰通络、利湿通络、息风通络、理气通络、解毒通络、软坚散结通络等不同；扶正通络又有益气通络、养血通络、滋补肝肾通络、益气养阴通络、育阴温阳通络等，应根据不同并发症的不同发展阶段，辨证论治，遣方用药。

五、络病中糖尿病视网膜病变理论

气阴两虚，目络瘀阻证。症见口干乏力，心悸气短，头晕耳鸣，视物模糊，视物变形，自觉眼前黑花漂移，腰膝酸软，肢体麻木，双下肢微肿，舌体胖嫩，舌色紫暗或有瘀斑，脉细乏力或细涩。眼底可见视网膜微血管瘤，新旧的点片状和火焰状出血，黄白色的硬性渗出及白色的棉絮状斑，或黄斑水肿渗出，视网膜新生血管等。治宜益气养阴，化瘀通络。方选生脉散合六味地黄丸加减。出血期予滋阴凉血，化瘀止血，可用生蒲黄汤加减（生蒲黄、墨旱莲、荆芥炭、生地黄、牡丹皮、郁金、丹参、川芎）；出血静止期，治宜化瘀通络为主，方用桃红四物汤加减。

阴阳两虚，目络瘀结证。症见视力严重障碍，甚至盲无所见，气短乏力，腰膝酸软，畏寒肢冷，颜面或下肢浮肿，大便溏泄或与便秘交替，夜尿频数，浑浊如膏，舌淡苔白，脉沉细无力。眼底可见视网膜病变多为增

殖型。治宜阴阳双补，化瘀通络，软坚散结。方选右归饮酌加红花、丹参、穿山甲、浙贝母、海藻、昆布等。

六、结语

络病是广泛存在于糖尿病视网膜病变中的病理状态，是糖尿病视网膜病变共同病理基础，其病理环节虽有络气瘀滞、络脉瘀阻、络脉细急、络脉瘀塞、络脉瘀毒、络脉瘀结等不同，但以"络脉瘀阻"为糖尿病视网膜病变病机的关键环节。针对糖尿病视网膜病变络脉瘀阻的特点，提出以化瘀通络为主的治疗原则，根据不同并发症的不同发展阶段，辨证论治，遣方用药，可明显提高疗效。

（徐灿坤、李荣华）

第三节　从络论治糖尿病肾脏病变

糖尿病肾病是由糖尿病引起的最常见和最严重的慢性微血管并发症之一。络病理论是中医基础理论的重要组成部分，从络病理论的角度对糖尿病肾病进行病因病机、辨证论治的分析，指出糖尿病肾病的病位在肾，证属本虚标实，络脉瘀阻是该病的主要病机。治络之法，当以缓攻，以通络为要。

糖尿病肾病即糖尿病性肾小球硬化症，是在糖尿病的基础上发展形成的最常见和最严重的慢性微血管并发症之一。糖尿病肾病早期患者可表现肾脏增大，间断蛋白尿；若治疗不及时或方法不当，致使病情加重，可出现临床持续性蛋白尿，伴发水肿、肾功能损害等，最终造成肾功能不全、肾衰竭，病情不可逆转，是引起终末期肾病的主要原因之一。根据其临床表现，可归属于中医"消渴""水肿""虚劳""肾消""关格""尿浊"等病证范畴，是糖尿病患者的主要致死原因之一。糖尿病肾病发病机制尚未明确。现代医学认为其主要与糖脂代谢紊乱、肾血流动力学改变、氧化应激等因素有关，最终出现肾小球系膜基质增多、基底膜增厚和肾小球硬化，导致结节性增生与弥漫性肾小球硬化等病理学改变，从而引发肾功能进行性恶化。这与中医络病理论肾络病变引起的"络息成积"的继发病理变化是一致的。近年来，随着络病学说对糖尿病肾病认识的不断深入，早期通络干预，从络论治糖尿病肾病的发生发展具有独特的优势。

一、络病理论与肾络

络病学说是中医理论体系中的一个重要组成部分，"久病入络"的学术思想萌芽于春秋战国时期的《黄帝内经》，发展于汉张仲景的《伤寒杂病论》，集大成于清叶天士的《临证指南医案》。该学说在慢性病和疑难杂病的防治中具有重要的理论意义和很高的临床实用价值。络脉在循行上沿经布散，纵横交错，形成了一个遍布全身内外的，从大到小，成树状、网状的如环无端、流注不已的循环系统。这种遍及全身分布的络脉网络系统，弥补了经脉线性分布的不足，是脏腑内外整体性协调联系的重要组织结构。络脉是气血津液输布贯通的枢纽和要道。经脉运行气血依赖于宗气和出自"脐下、肾间"的原气，正如杨继洲《针灸大成》说"经脉十二，络脉十五，外布一身，为气血之道路也，其源内根于肾，乃生命之本也"。

以运行经气为主的经络之络（亦称气络）与运行血液为主的脉络之络（亦称血络）形成承载并输布渗灌气血遍布全身的网状络脉系统，循行于肾中的络脉也包括气络和脉络两部分。肾之脉络从结构上相当于由肾动脉依次分出的肾小球微血管，符合络病学说中脉络的概念。肾中脉络，在输布血液功能共性的同时，因其与其他脏腑生理功能不同，而突出表现在津血互换、营养代谢两个方面。津血同源而异流，二者通过孙络互渗互化，在津血互换的同时，血液中的营养物质通过孙络等弥散渗灌到脏腑组织，发挥濡润营养的作用，脉外的津液回渗到脉中的同时带走组织代谢的废物，从而完成营养代谢的功能。肾脏作为人体主要的代谢器官，肾小球选择性地滤过血中的水分和小分子物质，同时阻止血液中的有形成分和血浆中的大分子滤出，与中医理论中肾络的功能相符。

二、肾络与肾微血管的一致性

《灵枢·经脉》云："经脉为里，支而横者为络，络之别者为孙。"络脉是从经脉支横别出，逐层细分，纵横交错，遍布全身，广泛分布于脏腑组织间的网络结构，是机体气血津液输布和环流的枢纽和通路。肾小球毛细血管网在结构上与络脉"网络分支、纵横交错、细窄迂曲"的特点相似。络脉通畅无滞，气血运行正常，可实现络脉中运行的气血弥散渗灌，并在其末端完成津血互换。肾为络脉聚集之所，肾络作为络脉的一个重要分支，发挥渗灌濡养、津血互换、营养代谢的功能，而肾脏微血管通过滤过形成原尿，排除多余的水分及代谢废物，选择性滤过血中的分子物质，与肾络的功能相符。基于肾络的结构及运行特点，病邪入侵肾络有易滞易瘀、易入难出、易积成形的发病特点。病邪侵袭肾络伤及络气，络气郁滞，导致津血互换失常，血滞为瘀，津凝为痰，造成痰瘀等病理产物阻络之病理状态。这与肾小球毛细血管细长、血黏度高、血流速度慢，容易淤滞等病理改变也具有一致性。

三、络病理论对糖尿病肾病的认识

北宋《圣济总录》记载："消渴病久，肾气受伤，肾主水，肾气虚衰，气化失常，开阖不利，水液聚于体内，而为水肿。"明代《证治要诀》载："下消消肾，肾衰不能摄水，故小便虽多而不渴。"这两条原文共同指出肾消的病位在肾，为肾衰所致。清代叶天士《临证指南医案》明确提出"久病入络"和"久痛入络"，并可见"初为气结在经，久则血伤入络""百日久羌，血络必伤"等论述，指出本病的发生与瘀血密切相关，属典型的"久病入络""久病及肾"病变，归属于中医学"络病"范畴。络病理论是中医理论体系的独特组成部分，认为糖尿病肾病发病是因消渴阴虚燥热，日久肾之气阴两虚，导致肾络亏虚，内生之湿、痰、饮、水、浊、瘀等各种病理产物积留于体内，或燥热阴虚内结，或痰瘀日久郁而化热，阻滞肾中络脉。瘀血内阻是糖尿病肾病的基本病机，这与糖尿病肾病患者日久不愈，久病及络，引起肾络病变的继发病理变化也是一致的。从络病理论分析病机，糖尿病肾病多属虚实夹杂，本虚标实证。以阴虚为本燥热为标，病久可致气阴两虚、脾肾两虚、阴阳两虚，夹血瘀、痰湿、浊毒等。治疗上依据"络以通为用"的原则，辨病与辨证相结合，根据兼夹证加减，分而治之。

四、糖尿病肾病的病因病机

病理上糖尿病肾病（DN）早期特征性表现为肾脏肥大、肾小球和肾小管基底膜增厚及肾小球内高灌注、高跨膜压，随着病情的进展，可逐渐发展为肾小球细胞外基质进行性积聚，同时伴有肾小管－间质纤维化，最终发展为不可逆性肾组织结构毁损。现代医学认为糖尿病（DM）患者各个器官的病变均有共同的病理表现，即血管腔狭窄，引起血供障碍。由于现代医学的微血管、微循环在形态和功能上与中医"络脉"相类似，故目前较一致的看法认为中医"络脉"涵盖了微血管和微循环的内容，同时又远远超出了上述范畴。DN 是 DM 全身微血管并发症之一，DM 可由不同途径损害肾脏，这些损害可以累积肾脏的所有结构，从肾小球、肾血管到肾间质，并且可以有不同的病理改变，包括肾小球硬化、小动脉性肾硬化及感染性的肾盂肾炎和肾乳头坏死等。临床上 DN 具有反复发作、经久难愈、入络入血等特点，完全符合中医毒邪之损伤、致变、走窜、结聚等致病特性。

络病学说认为，络病者，即言病邪深入十五别络、孙络、浮络、血络等发生的病变，是以"络脉阻滞"为特征的一类疾病。雷燕等将其临床特点概括为"久、瘀（痛）、顽、杂"，并将其基本的病理变化概括为"络脉结滞、络脉空虚、络毒蕴结、络脉损伤"。同时进一步指出络病的实质所在，即各种病证发展到一定阶段均存在络脉病变，其基本病理变化为虚、瘀、毒交织锢结，阻滞于浮络、孙络、缠络。此既是许多慢性常见病的基础病交和共同归路，也是多种病证在"入络"阶段异病同治的病理基础。

目前多数学者认为 DN 以气阴两虚为主，兼有瘀血、水湿、痰浊等实邪，是正虚邪实，多脏腑受损的共同结果。很多中医认为糖尿病肾病与瘀毒阻络相关。"本虚标实"为本病的基本病机，本虚是消渴日久，耗气伤阴而致气阴两虚，渐致阴阳五脏亏虚，尤其是肝脾肾亏虚；标实为湿、浊、痰、瘀诸邪蕴结于肾。"虚"是导致糖尿病肾病肾小球硬化的始动因素，"瘀""痰"是构成 DN 肾小球硬化的病理基础，而"湿"与"浊"是加重 DN 肾小球硬化不可忽视的因素。

陈以平认为本病病机主要是阴津亏耗，肾阴不足，日久气阴两伤，阴损及阳，阴阳两虚，脾肾两亏，加之痰浊、瘀血阻滞而成，为虚实夹杂之证。卞镝等认为 DN 是一种本虚标实之证，脏腑虚损尤以脾肾气阴亏虚为本，无形之痰为标。任何导致津液代谢失常的病因皆可生痰，痰生之后，即随气升降，无处不到，成为新的致病因素。刘玉宁认为"虚、瘀、湿、浊"是其四大病机，其中"虚"居首位。另外，瘀血是 DN 病程中因虚所产生的病理产物，又可作为新的致病因素作用于人体。还有湿、浊潴留也是 DN 病程中不可忽视的病理环节。张水生等认为 DN 以阴阳两虚为主，阴阳两虚贯穿于 DN 始终，瘀、痰、湿、毒等与之并存，相互作用，相互影响，产生血脉瘀阻，水湿潴留，浊毒内停之标实病理变化。倪青等认为脾肾气虚为基础，主要病变在肾，与脾、肺、肝等脏腑亦密切相关。瘀血、痰浊、水湿是主要兼夹之邪。宋述菊等认为脾虚是关键，肾虚是易感因素，痰瘀肾络、凝滞脉道是其主要病理变化，病理过程中出现的痰湿、浊毒是痰瘀闭阻、阴阳衰竭的病理产物。由以上学者分析的病因和病机来看，多数学者从脾肾亏虚、气阴两虚立论，并且认为血瘀、湿热、痰浊、浊毒是 DN 发病的重要病理因素。

另外，王洪忠等结合现代医学的认识，认为瘀血阻络是本病的一大特点，并将本病的病机特点概括为气虚血瘀、水湿内停。高彦彬等认为本病的病机特点是初期阴虚为本，涉及肝肾，以肝肾气阴两虚、络脉瘀阻为主；病变中期，阴损及阳，伤及脾肾，以脾肾气阳两虚、络脉瘀阻为主；病变晚期，气血阴阳俱虚，脏腑功能受损，浊毒内停，水湿潴留，变证蜂起。

五、结语

随着络病理论的不断发展与完善，基于糖尿病肾病病因病机与络病关系的进一步认识，充分发挥中医络病理论特色，深入研究络脉病变与微循环障碍的相关性，从络论治可有效地改善糖尿病肾病患者的病情和临床证候，对于预防和延缓糖尿病肾病的发生发展具有独特的优势。

（徐灿坤、倪琳琳）

第四节　活血化瘀法在防治糖尿病及其并发症中的意义

糖尿病是由多种原因引起的以糖、脂肪、蛋白质代谢紊乱为主导致的多系统、多脏器功能损伤的常见内分泌代谢性疾病，以其高发性、终生性、难治性和并发症多为特点。研究证实，血糖长期控制不理想或随着病程的延长容易导致血液循环障碍，使糖尿病加重，且易于发生多种慢性并发症。中医治疗糖尿病及其并发症的方法较多，特别是瘀血理论中活血化瘀治法的运用，在防治糖尿病及其并发症中具有重要意义。

一、活血化瘀治疗糖尿病及其并发症的理论依据

（一）瘀血致消论

中医学早就认识到瘀血是导致消渴病（糖尿病）的重要因素之一。如《灵枢》曰："其心刚，刚则多怒，怒则气上逆，胸中蓄积，血气逆留，宽皮充肌，血脉不行，转而为热，热则消肌肤，故为消瘅。"最早提出了血瘀与消渴之间的关系。张仲景在《金匮要略》中指出："病者如热状，烦满，口干燥而渴，其脉反无热，此为阴伏，是瘀血也。"形象描述了瘀血消渴的证候特点。唐容川在其《血证论》中说："瘀血在里则渴，所以然者，血与气本不相离，内有瘀血，故气不得通，不能载水津上升，是以为渴，名曰血渴，瘀血去则不渴也。"并进一步指出"瘀血发渴者，以津液之生，其根出于肾水，水与血，交会转运，皆在胞中，胞中有瘀血则气为血阻，不得上升，水津因不能随气上升，但去下焦之瘀，则水津上布而渴自止。"以上是历代医家对"瘀血致消"机制较详细的阐述。

（二）消渴致瘀论

消渴病的基本病机为阴虚燥热。阴津亏虚，久则血液失于充养，以致血液浓稠；或因阴血不足，血脉失于濡润，血液运行失畅；或阴津亏虚，虚火内生，阴虚火旺，灼伤阴血，津亏血稠而致瘀；或燥热之邪煎熬津液，津亏而血液黏滞，运行不畅而成瘀。如周学海云："血如象舟，津如象水，水津充沛，舟始能行，若津液为火所灼竭，则血液为之瘀滞。"王

清任亦云："血受热则煎熬成块。"消渴病迁延日久易致气虚或阴阳两虚。气虚则运血无力，血液流通不畅以致血瘀；气虚则血液生化乏源，气血双亏，血脉空虚，运行无力亦致血瘀；阳虚则血脉凝滞而致血瘀。此外，糖尿病患者多存在心理障碍，忧郁焦虑，情志不舒，肝气郁结，气机不畅，易致气滞血瘀。2型糖尿病患者多形体肥胖，属中医之脾虚表现。肥胖多痰湿，脾虚不运，聚湿生痰，痰湿内蕴，壅阻气机，气机不畅，导致痰瘀互结。总之，因消渴病而导致的血瘀为"久病入络"，而血瘀气滞，津液不布，可使消渴病进一步加重。

二、糖尿病及其并发症的血瘀客观指标

（一） 糖尿病的瘀血证候特点

祝谌予首先提出糖尿病血瘀的辨证指标，临床表现为面有瘀斑，上下肢痛，半身不遂，月经血块多，舌暗有瘀斑，舌下静脉青紫或怒张，凡具备以上三项者即可辨证为血瘀；并认为血瘀症状不同程度地出现于各种证型中，但以血瘀表现为主要症状者即可辨证为血瘀证。徐鸿达则认为应症见烦躁易怒，胸胁刺痛，睡眠易醒，脘腹痞满，舌质暗紫或有瘀点、瘀斑或见眼底血管病变，脉涩滞等。高彦彬则采取计分方法进行瘀血证的辨证，规定面色暗、皮肤瘀斑、胸闷刺痛、肢端暗红、月经色暗块多、舌质暗，各记2分，肢体麻痛、半身不遂各记1分，舌青紫或紫暗有斑或舌腹静脉青紫、怒张记3分，总分大于或等于5分可辨证为血瘀；并观察了463例2型糖尿病患者，其中有血瘀者207例，占44.71%。同时，许多学者还具体地对糖尿病瘀血证患者的舌象进行研究，认为舌暗、舌有瘀斑、舌下静脉青紫、怒张是早期辨证的关键指标。如翁维良观察到糖尿病患者中紫舌者占一半以上，并有头痛、胸痛、肢痛等瘀血表现。陈泽霖对200例糖尿病患者119例舌象进行观察，结果发现59.5%患者具有舌脉粗张纡曲、色泽紫黑的瘀血见证；并对2 176例辨证为血瘀证的患者进行腭黏膜的观察，其中糖尿病瘀血证患者的软腭征异常（血管扩张、瘀紫）显著升高（$P<0.01$），认为腭征异常和青紫舌、舌脉粗张一样都是瘀血证的外部表现。观察舌的变化（舌紫或有瘀点、瘀斑，舌脉粗张、迂曲等），是早期诊断糖尿病瘀血证的重要依据，诸多文献报道多数学者倾向于以舌质变

化作为糖尿病瘀血证辨证的客观指标。因为舌与脏腑气血津液均有着密切的内在联系，而且舌下静脉位置表浅，容易较早地和较准确地反映瘀血病情。随着糖尿病病情的发展，许多慢性并发症，尤其是血管并发症，其瘀血证候的表现更为明显，辨证的指标更具客观性。

（二）　糖尿病与血液循环障碍、血脂异常

研究证实，糖尿病患者甲襞微循环的改变明显高于正常人，其全血比黏度、血浆比黏度、血细胞比容、血小板聚集率和血脂指标均高于正常人，而且出现血管内皮的损伤、基底膜增厚、血流动力学发生改变等。此为中医之瘀血学说找到了客观指标，同时也为活血化瘀法治疗糖尿病及其并发症找到了客观依据。邵启惠观察糖尿病患者的血液流变学变化后，发现患者的高切速和低切速全血比黏度、血浆比黏度、血细胞比容、血浆渗透压以及男性的红细胞电泳时间与正常人相比均增高（$P < 0.05 \sim 0.001$），而血沉及女性的红细胞电泳时间与正常人相比则均无显著性差异。施赛珠在 76 例 2 型糖尿病患者中测定了 44 例患者的血浆比黏度，其异常率为 59.1%，其中以全血比黏度及血浆比黏度异常率为最高，前者占 54.8%，后者占 33.3%。49 例患者做了血小板聚集率均值的测定，最大聚集率为 53.04%，30 s 聚集率为 37.8%。瘀血证型糖尿病的血黏度异常和血小板聚集率与无血瘀证者比较，两者均有显著性差异（$P < 0.05$）。郭赛珊采用体外血栓形成仪，观察糖尿病血瘀证病人体外血栓形成的长度、湿重、干重，发现男性患者与男性健康人比较，血栓的湿重及干重分别有非常显著性差异（$P < 0.01$）及显著性差异（$P < 0.05$），血栓的长度没有差异（$P > 0.05$）。女性患者与女性健康人比较，血栓的湿重有非常显著性差异（$P < 0.01$），血栓的长度与干重没有差异（$P > 0.05$）。邝安堃等研究结果还表明，男性 2 型糖尿病患者促凝血的 TXA_2 代谢产物升高，而抗凝血的 PGI_2 代谢产物异常降低。北京广安门医院糖尿病组曾对 107 例糖尿病患者进行甲襞毛细血管的观察，发现糖尿病患者毛细血管视野模糊，管襻不整齐，粗细不均匀，与正常人相比有明显差异。其管襻畸形、迂曲扩张的数目明显多于正常人，毛细血管襻内的流态提示红细胞聚集增多，襻顶瘀血、出血，乳头下静脉丛出现概率增多，血流速度缓慢，线粒体减少。上述结果与正常人相比均有显著性差异（$P < 0.05$）。翁维良对 35 例糖尿病

患者做了观察，其中 24 例占 68.6% 的患者甲襞微循环发生了异常改变。近年国外有人研究发现糖尿病大血管病变患者的血循环黏附分子（AMs）水平明显增高，表明 AMs 与糖尿病大血管病变有潜在的联系，AMs 有可能成为糖尿病大血管病变的血清学标志。慢性糖尿病状态时的糖代谢紊乱、血管内皮损伤可能是糖尿病大血管病变患者 AMs 增高的原因。而高表达的 AMs 在单核细胞黏附到血管内皮这一动脉粥样硬化病变的早期事件中发挥了重要作用。Faschjng 等发现 1 型糖尿病患者中，有糖尿病视网膜病变、微量或大量蛋白尿患者的血循环血管细胞黏附分子（VCAM－1）水平明显比没有这些病变的患者的高，支持 AMs 在糖尿病微血管病变中起一定作用的假说。AMs 与血管因素联系密切，高表达的 AMs 可增强内皮细胞与血流细胞成分的黏着，造成血小板黏附、微血栓形成、微血管阻塞，继以周围神经缺血、缺氧，导致糖尿病神经病变的发生。越来越多的研究显示，AMs 与糖尿病及其并发症的发生、发展密切相关。也有学者报道糖尿病患者血清胆固醇、三酰甘油水平显著高于非糖尿病患者群。国外 Laakso 等对 313 例 2 型糖尿病患者进行 7 年随访研究发现，高密度脂蛋白胆固醇（HDL－c）减低，极低密度脂蛋白胆固醇（VLDL－c）以及三酰甘油（TG）增高，是 2 型糖尿病发生冠心病（CHD）的独立危险因素。英国一项糖尿病前瞻性研究结果显示，死于心血管疾病的糖尿病患者，其前 2 位的危险因素为低密度脂蛋白胆固醇（LDL－c）升高和 HDL－c 降低。多种危险因素干预试验（MRFTT）显示，任何总胆固醇（TC）水平的糖尿病患者，其 CHD 发病率分别为非糖尿病患者群的 2～4 倍。Asakawa 等认为脂蛋白 α 是男性周围血管病变（PVD）和脑血管病变（CVD）的危险因素，总胆固醇水平是 PVD 的危险因素，HDL 和 CVD 发病相关。在 2001 年美国糖尿病学会（ADA）大会上，Banting 奖章获得者 McGarry 的成果显示，脂代谢异常为 2 型糖尿病及其并发症的原发性病理生理过程，认为 2 型糖尿病的肌肉 TG 含量与胰岛素抵抗相关性较任何其他相关性指标为强，甚至提出，糖尿病宜改为"血脂"名称。因此，这次会议主席 Sherwin 在大会致辞中提出，糖尿病远非是葡萄糖的问题而已，还有许多未解之谜。并要求在糖尿病的防治新策略中"超越以葡萄糖为中心的传统观念，全面防治心血管疾病的危险因素"，纠正脂代谢紊乱，仍是减少心血管疾病危险的重要方面。近年来，有些临床试验也进一步提出了调脂对防治动脉粥样硬化和 CHD 的有益作用。国内学者施赛珠等报道，观察 76 例 2 型糖尿病患者，有高三酰甘油血症者占 68.3%，高胆固醇血症占 44.7%，高 β - 脂蛋白血症占 56.5%。研究结果还显示，在糖尿病患者中，不同的中医辨证分型，其血脂高低变化亦有差别，阴阳两虚型患者血脂变化比较明显，其血清固醇增高者占 53.3%，三酰甘油增高者占 63.6%，与阴虚型及气阴两虚型糖尿病者相比，具有明显差异。

综上所述，瘀血在糖尿病的发生发展过程中既是一个重要的致病因素，又是一种病理产物。瘀血即可导致糖尿病，病后又易产生瘀血，使病情进一步加重，且可引发各种并发症。所以，瘀血不同程度地贯穿于糖尿病的整个过程中，在糖尿病发生发展的演变过程中，起着重要的作用。故在辨证论治的基础上，将活血化瘀法用于本病的治疗具有重要的意义，而且大量的临床研究已经证实，活血化瘀法是提高糖尿病治疗效果和防治并发症的重要手段之一。

三、常用的活血化瘀方法

（一） 滋阴活血法

滋阴活血法适用于阴虚兼瘀者。消渴病的主要病机为阴虚燥热，阴虚液亏，或火盛煎熬阴血，这些均可产生瘀滞。常见症状有口渴引饮，小便频数，体重下降，心烦不寐，自汗盗汗，大便干结，妇女月经量少色暗或有血块，舌质暗红或红绛，或有瘀点、瘀斑，苔少而干，脉细数，或伴有血管、神经并发症等。常选一贯煎、玉女煎、六味地黄丸、左归丸加入活血化瘀之品，如当归、丹参、益母草、桃仁、红花、赤芍、牡丹皮等。周仲瑛认为润燥须活血，瘀化津自生，故用药多配桃仁、赤芍、丹参、泽兰等活血化瘀之品以活血化瘀、破血升清，使血行津布燥热可解，瘀化气畅阴液自生；笔者用此法治疗糖尿病每获良效，如以杞菊地黄丸加入活血化瘀药物组成的"糖视明方"（生地黄、熟地黄、山药、山茱萸、枸杞子、菊花、黄精、石斛、决明子、泽泻、牡丹皮、当归、丹参、红花、三七粉等）治疗糖尿病视网膜病变（DR）56 例，其总有效率达 82.65%。研究发现，患者经过该方治疗后不但眼底病变、视力得到明显改善，而且增高的血糖、糖化血红蛋白、血脂、血液流变学等指标亦明显降低，未发现任何不良反应。

（二）益气活血法

益气活血法适用于气虚血瘀者。气虚则无力运血而致血瘀。临床症状除糖尿病症状外，还可见疲乏无力、少气懒言、自汗、心悸、舌质淡紫或舌边齿痕、瘀斑，脉沉迟或细涩等。常可选补阳还五汤、圣愈汤、生脉散、四君子汤、升陷汤等加减。笔者临证见有气虚兼瘀或血瘀证候不明显时常用生黄芪 30～90 g，党参 15～30 g（或人参 9 g），白术 15 g，茯苓 15 g，山药 15 g，黄精 15 g，生地黄 15 g，五味子 9 g，麦冬 30 g，当归 15 g，丹参 20 g，牡丹皮 15 g，葛根 15 g 等治之，往往收到良好的效果。张琼英采用益气通络汤（黄芪 30～60 g，太子参 15～30 g，白术 15～30 g，当归 9～15 g，牛膝 9～15 g，地龙 9～15 g，鸡血藤 15～30 g，威灵仙 15～30 g，甘草 3 g）治疗糖尿病周围神经病变，取得较满意效果。尤其是糖尿病并发脑血管病者，采用补阳还五汤少佐益气通络之品治疗，不但中风症状恢复满意，且对血糖、血黏稠度的改善也非常显著，文献报道不胜枚举。

（三）益气养阴活血法

益气养阴活血法适用于气阴两虚兼瘀血者。糖尿病日久常见气阴两虚证型。气虚血液运行不畅；阴津亏乏，血液黏稠，故气阴两虚易导致血瘀。常选生脉散加活血化瘀药物，或生脉散合补阳还五汤加减治之。祝谌予自创气阴双补、活血降糖之降糖活血方（木香 10 g，当归 10 g，益母草 30 g，赤芍 15 g，川芎 10 g，丹参 30 g，葛根 15 g，玄参 30 g，生地黄 30 g，生黄芪 30 g）用于治疗气阴两虚兼瘀血型糖尿病，不仅能消除或改善临床症状，降低血糖、尿糖，还可以纠正异常的血液流变学指标，预防和减少并发症的发生。季聚良等报道，采用具有益气养阴活血功效的愈糖舒康胶囊（人参、天花粉、黄连、山茱萸、五味子、泽泻、丹参、三七、水蛭等）对 30 例糖尿病周围神经病变患者进行了临床研究，结果总有效率 100%，与西药（弥可保）对照组的疗效相同（100%），证实中药治疗糖尿病周围神经病变与西药具有同样的效果。吕仁和等采用具有益气养阴、活血化瘀之功的止消通脉饮（人参、生地黄、沙参、禹余粮、莪术、生大黄、三七等）治疗糖尿病肾病、糖尿病视网膜病变及糖尿病心脏病变等获得显著疗效，临床症状显著改善，明显降低血糖、糖化血红蛋白及血脂，改善血液流变学指标，抑制血小板黏附率、聚集率，并有效地降低血栓素 B_2、升高 6 - 酮 - 前列腺素，而且均明显优于格列齐特对照组（$P < 0.05$）。王立基主张治疗屡治少效的糖尿病患者宜益气养阴活血并施，药用党参、黄芪、生地黄、山药、麦冬、五味子、山茱萸、红花、赤芍、牡丹皮、桃仁等。笔者应用益气养阴活血汤（黄芪、天花粉、制何首乌、枸杞子、生地黄、当归、丹参、赤芍、葛根、山楂、土鳖虫等）治疗老年糖尿病 46 例，总有效率达 93.5%，除血糖下降显著外（$P < 0.01$），血脂、血液黏稠度的改善也较显著（$P < 0.05$）。笔者还采用益气养阴活血方（黄芪、太子参、五味子、山茱萸、生地黄、川芎、红花、水蛭、鸡血藤、蜈蚣、荔枝核等）治疗 80 例糖尿病周围神经病变患者，其综合疗效分析总有效率为 86.25%（维生素 B_1、维生素 B_{12} 对照组为 36.67%），治疗组明显优于对照组，经统计学处理 $P < 0.01$。睢书魁等用活血化瘀汤（水蛭 3 g，鬼箭羽 10 g，川芎 10 g，泽泻 15 g，天花粉 10 g，生地黄 15 g，地骨皮 15 g，丹参 20 g，黄芪 20 g）治疗糖尿病同样获得良好疗效。高彦彬用益气养阴活血方消渴 2 号（生黄芪 30 g，太子参 15 g，麦冬 10 g，生地黄 30 g，玄参 30 g，泽泻 10 g，葛根 15 g，天花粉 30 g，川芎 15 g，丹参 30 g，红花 10 g）治疗气阴两虚兼血瘀证糖尿病，疗效显著，与玉泉丸对照组比较，差异显著（$P < 0.05$）。

（四）理气活血法

理气活血法适用于气滞导致的血瘀或由血瘀导致的气滞之证。糖尿病患者大都有忧郁焦虑的情绪，由于心理压力过大，情志不舒，肝气郁结，气机不畅；或因"久病入络"，瘀血阻滞血脉，导致气滞血瘀。气滞血瘀的临床特点为身体某部位疼痛，且痛有定处，固定不移，多呈刺痛。常用血府逐瘀汤、复元活血汤、丹参饮等加减治之。笔者采用自拟方（柴胡、青皮、川芎、当归、赤芍、丹参、牛膝、乳香、没药、全蝎、地龙、蜈蚣、黄芪等）治疗糖尿病下肢血管闭塞症 36 例，总有效率为 82.6%（$P < 0.01$）。该方不但在改善临床症状、缓解疼痛、促进溃疡面的愈合等方面疗效显著，而且还能有效降低血糖、血脂和血液黏稠度。

（五）温阳（散寒）活血法

温阳（散寒）活血法适用于阳虚寒凝血瘀者。患者素体亏虚或糖尿病日久，阴虚及阳，阳虚不能温通血脉；或阳虚生内寒，血液遇寒凝滞，均可导致血瘀。阳虚寒凝血瘀证的临床特点除血瘀症状外，还具有畏寒肢冷等特点。常选肾气丸、当归四逆汤、阳和汤、黄芪桂枝五物汤等加减治之。笔者曾对一组证属阳虚血瘀之糖尿病足患者，在常规降糖的基础上，采用阳和汤加味（熟地黄 20 g，鹿角胶 10 g，炮姜 12 g，白芥子 9 g，生麻黄 6 g，桂枝 12 g，黄芪 30 g，细辛 6 g，当归 30 g，赤芍 15 g，川牛膝 30 g，川芎 15 g，炒地龙 15 g，全蝎 9 g，制乳香 10 g，制没药 10 g，甘草 9 g）治疗，收效显著。马同长等报道，采用自拟补肾益气、活血化瘀、通络止痛功效的溶栓克糖胶囊（鹿茸、人参、黄芪、蛤蚧、山药、川芎、丹参、穿山甲、地龙、水蛭）治疗糖尿病足收到满意疗效（$P < 0.01$）。郭宝荣等采用黄芪桂枝五物汤加减（黄芪、党参、芍药、桂枝、生姜、川芎、鸡血藤、红花、地龙、路路通等）治疗证属阳虚血瘀之糖尿病周围神经病变患者，亦取得了满意疗效。李溪江等采用活血化瘀、温阳利水之中药制剂（丹参、赤芍、益母草、泽兰、红花、桂枝、菟丝子、巴戟天、大腹皮、猪苓、茯苓皮等）治疗糖尿病肾病水肿患者，疗效显著。

（六）化痰活血法

化痰活血法适用于痰瘀互结者。2 型糖尿病患者多形体肥胖，肥人多痰湿，脾虚不运，聚湿生痰，痰湿内蕴，壅阻气机，气机不畅，导致痰瘀互结。治疗应标本兼顾，痰瘀同治，即健脾益气，化痰活血。常选黄芪、党参、白术、茯苓、苍术、佩兰、荷叶、竹茹、泽泻、泽兰、葛根、半夏、陈皮、胆南星、海藻、香附、丹参、桃仁、红花、山楂；属热者加黄连、黄芩、瓜蒌等。胰岛素抵抗是 2 型糖尿病的主要原因之一，此类病人多有脾虚湿盛、痰瘀互结的特征。笔者用自拟健脾降浊化瘀汤（黄芪30 g，焦白术 15 g，茯苓 15 g，砂仁 6 g，泽泻 12 g，佩兰 10 g，荷叶 12 g，葛根 30 g，泽兰 9 g，益母草 30 g，桃仁 9 g，红花 9 g。夹热者加黄连 9 g，瓜蒌 20 g；便秘者加大黄 6～9 g）治疗，取得满意效果。王福仁等采用健脾双化饮（党参、黄芪、炒苍术、白术、制黄精、片姜黄、三七、生鸡内金等）治疗 2 型糖尿病证属脾虚夹湿夹瘀者取得满意疗效。亓鲁光等报道，运用四妙散加减（苍术 30 g，黄柏 12 g，怀牛膝 30 g，薏苡仁 24 g，佩兰 12 g，鸡内金 12 g，丹参 12 g，黄连 3 g，荔枝核 12 g）用于治疗湿浊中阻、痰瘀互结之糖尿病，具有明显的降低血糖，改善全身症状，有效阻断疾病进展的作用。

　　根据中医学理论和现代研究的客观指标，瘀血与糖尿病及其并发症的发生发展密切相关。它既是一个重要的致病因素，又是一种病理产物，使病情进一步加重，引发各种并发症。所以，瘀血不同程度地贯穿于糖尿病的整个过程，在糖尿病发生发展的演变中起着重要的作用。故在辨证论治的基础上，将活血化瘀之法用于本病的治疗具有重要的意义。

（徐灿坤、桑素珍）

第四章

通络法研究

第一节　通络法的研究概况

通络法是治疗络脉痹阻所致病证的治疗大法，历代医家对通络法均十分重视，上至秦汉，下至明清、现代诸家，其医疗成就的取得，无不与其精通络理和善于治络有关。

《黄帝内经》奠定了通络法的理论基础。《内经》总结了先秦医家针灸络脉治疗疾病的丰富经验，提出了刺络出血及药物通络等治络方法。如《灵枢》指出"其结络者，脉结血不和，决之乃行"，《素问》中言"索其结络脉，刺出其血，以见通之"。《内经》中主要是以针灸等外治法为主，包括刺络放血、灸络、针刺、推拿按摩等，讲究补泻和因时而治的原则，在相应络病部位直接进行治疗，或以归经理论为指导，对人体局部或全身性病变进行治疗。

汉代以后，通络法在疑难病治疗中的应用有了较大的发展。著名医家张仲景首创活血化瘀通络法和活血化痰通络法，并记载了有效治疗方剂，如旋覆花汤、鳖甲煎丸、下瘀血汤、抵当汤等。仲景还开辟了虫类药通络的先河，率先将土鳖虫、水蛭、虻虫、蜣螂、蜂房、蛴槽等虫类药用于通络方中，以提高疗效。叶天士高度称赞仲景用虫蚁之妙，谓此法乃"圣人另辟手眼，以搜剔络中混处之邪，治经千百，历有明验"。元代著名医家朱丹溪指出："痰夹瘀血，遂成窠囊"，并提出了一种特殊的化痰通络法

——吐法。叶天士提出了"久病入络""久痛入络"说，还针对络病的病机提出了理气、化痰、活血等辛味通络诸法。更为可贵的是，在络实证的基础上补充了"络虚"一证，创立了通补络脉法，所谓"通补入络"之义。王清任长于运用活血化瘀通络法，并创立多个活血通络方，其中补阳还五汤便是益气化瘀通络的典范，是对通络法的又一重大发展。赵锡武通过临床实践认识到对于久病入络、瘀血阻络而致水肿者，当用活血通络法来治疗，并指出"养血药具有化瘀通络作用""活血药可以通络"。

近年来，王永炎院士等率先在全国开展了"络脉络病与病络"的研究，弥补了国内对气络认识和研究的不足，使络脉理论得到更进一步的丰富和发展。吴以岭院士等研究络病理论，出版了《络病学》专著，同时研制出通心络胶囊等新药，运用于临床收到良好效果。以上医家在辨证论治的基础上，根据病因病机，以内治为主，运用具有通络功效的药物，通过对气血阴阳的调理达到疏通络脉的目的，为治疗久病顽疾提供了新的思路和途径。

（徐灿坤、杨清峰）

第二节　通络法的分类及代表方药

通络法是治疗络脉痹阻所致病证的治疗大法。络脉病证虽有寒、热、虚、实的区别，但基于络脉易瘀易滞的特点，其共同病机为络脉血气或津液痹阻不通，故"通络"是治疗络脉病证的总法则，总体可分为祛邪通络、扶正通络两大类。

一、祛邪通络法

祛邪通络法是指通过祛除痹阻于络中的邪气，达到疏通络脉、流通气血目的的一种治法。主要分为以下几类。

（一）理气活血通络法

此法主要由理气药与活血通络药配伍组成，适用于气滞而致络脉瘀阻之证，如积聚、痛证等。因气血关系密切，而气血往往互结同病，所以本法的临床应用比较广泛。方如柴胡疏肝散、越鞠丸、金铃子散、橘核丸、通窍活血汤、复元活血汤等。理气通络药可选用香附、枳壳、柴胡、乌药等，活血通络药可选用当归、赤芍、川芎、红花、丝瓜络、降香、郁金、延胡索等。

（二） 化瘀活血通络法

此法主要由化瘀药与活血通络药配伍组成，适用于瘀血阻滞络脉之证，如积聚、痛证、干血劳等。瘀血阻滞络脉，是络脉病证中最主要的基本病理变化，所以本法的应用最为广泛。方如桃红四物汤、血府逐瘀汤、桂枝茯苓丸、鳖甲煎丸、桃核承气汤、膈下逐瘀汤、复元活血汤、身痛逐瘀汤、通窍活血汤、大活络丹、小活络丹、活血效灵丹、化癥回生丹等。活血通络药可选用当归、赤芍、川芎、丹参等，化瘀通络药可选用桃仁、红花、三棱、莪术、全蝎、水蛭等。

（三） 化痰活血通络法

此法主要由化痰药与活血通络药配伍组成，适用于由痰致瘀或由瘀致痰而络脉瘀阻的病证，如半身不遂、痛证、黄疸、痞证等。由于津血之间能够互渗互化而痰瘀容易互结互病，所以本法的临床运用亦非常广泛。方如旋覆花汤、桃红四物汤加味、小金丹、枳实薤白桂枝汤、瓜蒌薤白半夏汤等。化痰通络药可选用旋覆花、橘红、橘络、杏仁、瓜蒌、白芥子、贝母等，活血通络药可选用当归、赤芍、川芎、红花、丹参、泽兰、地龙、鸡血藤等。

（四） 祛风活血通络法

此法主要由祛风药与活血通络药配伍组成，适用于风阻络脉而致络脉瘀滞和络脉绌急的病证，如口眼㖞斜、半身不遂、痹证、痛证等，《素问》曰"风者，百病之长也"，说明风邪致病广泛，临床当外风、内风分选用药。方如牵正散、蠲痹汤、止痉散、身痛逐瘀汤、大秦艽汤、羌活胜湿汤等。祛风通络药可选用防风、桂枝、秦艽、羌活等；活血通络药物可选用当归、川芎、丹参、鸡血藤等，虫类祛风通络药物可选用全蝎、白花蛇、穿山甲、蜈蚣、僵蚕等。

（五） 祛寒活血通络法

此法主要由祛风散寒药与活血通络药配伍组成，适用于寒邪阻络而致络血瘀滞的病证，如痹证、胸痹、胃痛、腹痛等。络以血为主，由于"血气者，喜温而恶寒""血得寒则凝"，所以寒凝血瘀络痹证临床较为常见而其法的应用亦较广泛。方如乌头汤、桂枝附子汤、温经通痹汤、少腹逐瘀汤等。祛风散寒通络药可选用川乌、草乌、麻黄、细辛、桂枝、附子等，活血通络药可选用当归、川芎、乳香、没药、五灵脂、地龙、全蝎、蜈蚣等。

（六） 化湿活血通络法

此法主要由化湿药与活血通络药配伍组成，适用于湿邪瘀滞络脉而致脉络痹阻的病证，如痹证、淋证、水肿、黄疸等。水湿之气壅阻脉络，可使血气痹阻不通而发生血瘀湿阻络痹之证。方如通络二陈汤化裁、平胃散加味、当归芍药散、益肾汤等。化湿通络药可选用薏苡仁、茵陈、桑枝、半夏、橘红、橘络、杏仁等，活血通络药可选用当归、赤芍、红花、丹参、益母草、泽兰、桃仁、牛膝之类。

（七） 清热活血通络法

本法主要由清热药与活血通络药配合组成，适用于热邪灼血阻络而致络脉瘀滞的病证，如咯血、淋证、便血、肌衄等。当火热之邪损伤络脉，扰动血分时，会导致一系列血热、血瘀、络痹的病理变化，需用清热凉血入络之品祛除络中血热，与活血药结合起到凉血活血、清热通络的作用。方如四妙勇安汤、仙方活命饮、大黄牡丹汤等。清热通络药可选用金银花、连翘、山栀子、大黄、黄芩、黄连等，活血通络药物可选用当归、川芎、牡丹皮、赤芍、桃仁、红花、丹参、茜草等。

二、扶正通络法

扶正通络法是指通过补益络中虚损的气血阴阳，达到疏通络脉，流通气血目的的一种治法。具体可分为以下四类。

（一） 益气活血通络法

此法主要由益气药与活血通络药配伍组成，适用因气虚而致络脉气血瘀阻的病证，如半身不遂、四肢麻木、疹证、胸痹等。由于络中气虚，无力推动络血的运行，致使气血瘀滞，络脉痹阻，治疗上当予以益气、活血、通络之法。方如补阳还五汤、圣愈汤、黄芪桂枝五物汤等。益气通络药可选用黄芪、党参、人参等，活血通络药可选用当归、赤芍、地龙、穿山甲、全蝎、蜈蚣、川芎、红花、丝瓜络等。

（二） 养血活血通络法

此法主要由养血药与活血通络药配伍组成，适用于血虚而致血行不畅、络脉瘀痹的病证，如半身不遂、四肢麻木、眩晕头痛等。此类病证之络瘀乃络中血虚所致，其病机以血虚为本，络瘀为标，故治疗当以养血为主，兼以活血通络。方如四物汤加味、胶艾汤等。养血通络药可选用当归、白芍、鸡血藤等，活血通络药可选用川芎、赤芍、丹参、地龙、路路通等。

（三） 滋阴活血通络法

此法主要由滋阴药与活血通络药配伍组成，适用于阴虚血瘀而致络脉痹阻的病证，如痿证、消渴、虚劳等。机体阴虚累及络道，络道失于润通，络中气血运行涩滞而瘀，或阴虚化风，扰动络脉，络中气血运行不畅生瘀。宜用酸甘化阴柔润络脉之品，结合活血通络之药以达养阴通络的目的。方如吴氏三甲散化裁、通幽汤等。滋阴通络药可选用生地黄、熟地黄、玄参、白芍、鳖甲、龟甲、牡蛎等，活血通络药可选用当归、川芎、桃仁、红花、赤芍等。

（四） 温阳活血通络法

此法主要由温阳药与活血通络药配伍组成，适用于阳虚络瘀、津血不行以致瘀阻的病证，如头痛、胸痹、胃脘痛、月经不调、不孕等。络脉气血运行通畅，除了要有充足的气血充盈络脉外，还依赖于充足的阳气以温通络道，推动血行。若络中阳气不足而无以温养络脉，推动血行，则血为寒凝，络脉痹阻，故当治以温阳散寒，祛瘀通络。方如温经汤、急救回阳汤、生化汤等。温阳通络药可选用吴茱萸、人参、桂枝、附子、干姜，活血通络药物可选用当归、川芎、地龙、丹参、赤芍等。

综上所述，通络法是治疗络脉痹阻所致病证的治疗大法。基于"络脉宜通"的治疗思路，总体可分为祛邪通络和扶正通络两大类。通络法可广泛应用于邪气阻络或正虚络阻的各种慢性病、老年病及部分急性病的治疗，对于相关病证尤其是难治性疾病具有提高疗效、促进康复的良好效果。

（徐灿坤、杨清峰）

第三节 通络法的应用思路及注意事项

络脉病证的治疗，正如《灵枢》所说"菀陈则除之"。由于络病的产生在于络脉痹阻不通，故治疗时应以通络为原则。通络法已广泛应用于临床治疗多种疑难病证，其对慢性病的疗效更令人瞩目。通络法的临床应用思路主要概括为两个方面。

一、久病、久痛，日久入络

久病入络的思想，源于《内经》。《灵枢·终始》说："久病者，邪气入深，刺此病者，深内而久留之，间日而复刺之，必先调其左右，去其血脉，针道毕矣。"《素问·调经论》说："病在血，调之络。"《灵枢·寿夭刚柔》亦说："久痹不去身者，视其血络，尽出其血。"久病治以刺络出血，正是针对其"久病入络"的病机而设。"病在血，调之络"是因为久病易入血，血病即入络之故，历代医家对此的注释更加明晰，如王冰谓"血病则络脉易，故调之络"，马蒔谓"血病则络脉结也"。张仲景结合临床，发展了《内经》的"久病入络"思想，对久病之肝着、干血劳、疟母等病证，采用辛润通络、辛温通络和虫类通络之法，创立旋覆花汤、大黄䗪虫丸、鳖甲煎丸等方治疗，效如桴鼓，千百年而不衰，实是络脉理论和通络法之功。叶天士受前人的启发，在《临证指南医案》中明确提出了"久病入络"的论点，谓"初为气结在经，久则血伤入络""百日久恙，血络必伤"。在"久病入络"理论的提出上，张仲景则起到了承先启后的作用，正如《温热经纬》所言"王清任论病专究瘀血，即叶氏所云'病久入络'，义皆本于仲景也"。

"久病入络"的病机，正是治疗上"通络法"的应用依据和指导思路。临床上只要遇到常规施治而难愈的久病患者，均要考虑"入络"的特殊病机，随证运用相应的通络法治之，络通则病自愈。

从常理而论，"久痛"亦属于"久病"，"久痛入络"应涵盖于"久病入络"之中。此处单列讨论，主要是为了进一步强调久痛更易入络的特点。"久痛入络"的思想，亦源于《内经》。《灵枢·寿夭刚柔》说："久痹不去身者，视其血络，尽出其血。"痹以疼痛为主症，久痹不去身的主要表现是肢体肌肉、筋骨疼痛，即"久痛"，"尽出其血"则是用刺络法来疏通络道，亦即是运用"通络法"。叶天士在《临证指南医案》中明确提出了"久痛入络"的论点，后被众多医家推崇并应用于临床。"久痛入络"的病机，亦是治疗上"通络法"的应用依据和指导思路。临床上凡是常规施治而难愈的久痛者，均要考虑其"入络"的特殊病机，随证运用相应通络法治之，络通则其痛自止。

二、新病急病，直中入络

新病入络是指外邪直接入络，主要包括以下两种情况。一是外邪侵入体表肢体之络，导致肢体的络病。此类病证一般病轻而浅，如外感风寒湿热之邪侵犯肢体之络所导致的肢体痹证。二是外邪侵入体内脏腑之络，导致的脏腑络病，脏腑络病病证一般病重而深。如温热疫毒滞络的"肺毒疫"病，即现代所称的传染性非典型肺炎，解剖可见肺内有大量的痰血水，即是温热疫毒直接由鼻进入肺脏，损伤肺络所致，正如叶天士《临证指南医案》所说"吸入温邪，鼻通肺络，逆传心包络中"。新病入络多与外感六淫或温疫邪毒有关，治宜辛散外邪，清温解毒，疏通体络或脏络，辨证而施。尽管新病亦可入络，但与"久病入络"相比，其涉及的广度却显得十分逊色。

络病有病气、病血之分，但无论是"新病入络"，还是"久病入络"，都只是络脉在不同层次上的病理改变，络脉瘀滞是其共同的病理基础，邪客络脉、营卫失常是其基本的病理环节，络脉失养、血行不畅、气滞血瘀、痰瘀凝结是络病的基本演变过程。

三、络中血滞，宜活血疏通

络脉病证有"久病入络""久痛入络""新病入络""急病入络"等多种情况，但其基本病机均为络脉痹阻。由于络主血，无论实邪痹阻还是正气不足，均可导致络中气血不同程度的瘀滞。因此，活血化瘀通络之法居于首位并贯穿治疗始终，络瘀化则络道通。因此，临床上各种通络法均以活血通络为基础，如祛寒活血通络法、清热活血通络法、祛风活血通络法、理气活血通络法、化痰活血通络法、化湿活血通络法、益气活血通络法、养血活血通络法、温阳活血通络法、滋阴活血通络法等。

四、药忌呆滞，宜辛散流通

由于邪气痹阻络脉致使络道不通，因此药物宜选用辛味流通之品，而忌用呆腻滞络之味。如明·缪希雍在《神农本草经疏》中说："血瘀宜通之……法宜辛温、辛热、辛平、辛寒、甘温，以入血通行。"表明辛味药为入络入血疏通瘀滞之佳品。叶天士亦提出"络以辛为泄""辛以润之""以辛润为主""辛香可入络通血"等著名的论点，首创"辛味通络法"以治络病。辛味之品在阳络可以开泄透邪而疏通瘀滞，在阴络可以直接散瘀化滞而通络。通络之药切忌阴凝滋腻，因滋腻之品易壅滞络道气机，使邪无出路而加重病情。而辛香发散之品，如苏合香、麝香、檀香、降香、细辛等辛散流通性强，不但可以通达络脉，还兼备引经作用，可引诸药达于病所。

五、络痹深重，宜虫类搜剔

络脉病证初期，多属气血失调，络痹较轻，草木类药物尚能奏效。但久病邪气入络，络痹深重，多见疑难杂症，正如《临证指南医案》中所说"络痹深重，病久血伤入络，易成干血、凝痰、败瘀互相胶结而混处络中，或深入下焦血分而成坚结不散的瘤疾"。此类难、顽、重证邪瘀互结，血瘀日久，络痹深重，非草本类药物或一般的汗、吐、下之法可以获效，唯取虫类血肉之质，体阴而用阳之性，灵动迅速之势，深入络道，搜剔络中混处之邪，松透病根，方达"血无凝着，气可宣通"之效。故叶天士指出"考仲景于劳伤血痹诸法，其通络方法，每取虫蚁迅速飞走诸灵，俾飞者升，走者降，血无凝着，气可宣通，与攻积除坚，徒入脏腑者有间。"因此，对于深重顽固之久病络疾，虫类搜剔之品必不可少。

通络法已广泛应用于临床治疗多种疑难病证，掌握通络法的应用思路及注意事项，有助于更好地在临床上推广应用，提高疗效。

（徐灿坤、张元花）

第四节　化瘀通络法在糖尿病慢性并发症辨证论治中的应用

糖尿病慢性并发症是糖尿病日久入络所致，络脉瘀阻是其共同的病机。因此，从络病论治糖尿病慢性并发症，应以通为用，化瘀通络是其重要治则。在糖尿病慢性并发症中，常是络虚与络瘀并存，治疗以通补为宜。通络可分为祛邪通络、扶正通络两大类。祛邪通络又有化瘀通络、化痰通络、利湿通络、息风通络、理气通络、解毒通络、软坚散结通络等不同；扶正通络又有益气通络、养血通络、滋补肝肾通络、益气养阴通络、育阴温阳通络等。应根据不同并发症的不同发展阶段，辨证论治，遣药组方。

一、糖尿病视网膜病变

（一）气阴两虚，目络瘀阻

主症：口干，乏力，心悸，气短，头晕，耳鸣，视物模糊、变形，自觉眼前黑花飘移，腰膝酸软，肢体麻木，双下肢微肿，舌体胖嫩，舌色紫暗或有瘀斑，脉细乏力或细涩，眼底可见视网膜微血管瘤，新旧的点片状和火焰状出血，黄白色的硬性渗出及白色的棉絮状斑，或黄斑水肿渗出，视网膜新生血管等。

治法：益气养阴，化瘀通络。

方药：生脉散合六味地黄汤，酌加活血化瘀之品。

（二）阴阳两虚，目络瘀结

主症：视力严重障碍，甚至盲无所见，气短乏力，腰膝酸软，畏寒肢冷，颜面或下肢浮肿，大便溏泻，或溏泻与便秘交替，夜尿频数，浑浊如膏，舌淡苔白，脉沉细无力，眼底视网膜病变多为增殖型。

治法：阴阳双补，化瘀通络，软坚散结。

方药：右归饮酌加红花、丹参、穿山甲、浙贝母、海藻、昆布等。

二、糖尿病肾脏病变

（一）肝肾气阴两虚，肾络瘀滞

主症：腰膝酸痛，神疲乏力，少气懒言，五心烦热，咽干口燥，双目干涩，视物模糊，眩晕耳鸣，或兼心悸，自汗，大便秘结，舌体胖，舌质暗，苔白或少苔，脉沉细弦。

治法：滋补肝肾，益气养阴，化瘀通络。

方药：枸杞子10 g，山萸肉10 g，生地黄30 g，黄芪30 g，玄参20 g，天花粉15 g，丹参30 g，当归12 g，川芎10 g。

（二）脾肾气阳两虚，肾络瘀阻

主症：腰膝酸痛，神疲乏力，畏寒肢冷，面足浮肿，脘腹胀满，纳呆，便溏，夜尿多，舌胖暗，有齿痕，脉沉细无力。

治法：温肾健脾，化瘀通络。

方药：仙茅10 g，淫羊藿（仙灵脾）12 g，金樱子15 g，芡实15 g，生黄芪30 g，猪苓30 g，泽泻15 g，泽兰15 g，丹参30 g，水蛭6 g。

（三）气血阴阳俱虚，肾络瘀结

主症：腰膝酸痛，少气懒言，面色黧黑，唇甲舌淡，面足浮肿，畏寒肢冷，尿少或尿闭，大便或干或溏，口干不欲饮，舌胖，有裂纹，苔白，脉沉细无力。

治法：调补阴阳，益气活血通络。

方药：黄芪30 g，当归15 g，生地黄15 g，泽泻10 g，山萸肉10 g，枸杞子10 g，山药12 g，茯苓12 g，附片6 g，车前子10 g，丹参30 g，水蛭6 g。

三、糖尿病心脏病

（一）气阴两虚，心络郁滞

主症：神疲乏力，心悸气短，口干欲饮，大便偏干，胸闷或胸胀痛，善太息，舌胖，舌嫩红，苔薄白，脉弦细或沉细。

治法：益气养阴，理气通络。

方药：太子参15 g，麦冬10 g，五味子10 g，旋覆花10 g（包煎），川芎 15 g，郁金 10 g，降香 9 g。

（二）气阴两虚，心络瘀阻

主症：神疲乏力，心悸气短，口干，便干，胸闷痛，痛引肩背内臂，时发时止，舌胖，舌质暗，或有瘀斑瘀点，苔薄或腻，脉沉细涩或结代。

治法：益气养阴，化瘀通络。

方药：人参 6 g（另煎），麦冬 10 g，五味子 10 g，瓜蒌 15 g，薤白 10 g，赤芍 15 g，丹参 30 g，川芎 15 g，水蛭 6 g，郁金 10 g，降香 9 g。

（三）气阴两虚，心络瘀塞

主症：乏力，口干，心悸气短，突发胸痛，痛势剧烈，有压榨感、窒息感、濒死感，可持续数十分钟或数小时不缓解，痛引肩背内臂，伴大汗出，舌质暗，有瘀斑瘀点，舌苔薄白或薄黄，脉沉细涩。

治法：益气养阴，通络止痛。

方药：人参 12 g（另煎），麦冬 12 g，五味子 10 g，延胡索 12 g，降香 9 g，制乳香 6 g，制没药 6 g，全蝎 5 g，水蛭 6 g。

（四）心气虚衰，络瘀水停

主症：心悸气短，动则加剧，夜间不能平卧，下肢水肿，小便短少，口唇青紫，舌胖有齿痕，舌质紫暗，舌苔水滑，脉沉细无力。

治法：益气通络，利水消肿。

方药：黄芪 15 g，人参 10 g（另煎），葶苈子 30 g，猪苓 30 g，茯苓 30 g，泽泻 15 g，泽兰 15 g，车前子 10 g（包煎），丹参 30 g，桂枝 10 g。

四、糖尿病脑血管病

（一）气阴两虚，脑络绌急

主症：倦怠乏力，口干欲饮，发作性眩晕，偏身麻木，视物昏花，一过性半身不遂，语言謇涩，舌胖，舌质暗，苔白，脉沉弦细。

治法：益气养阴，搜风通络。

方药：生黄芪 15 g，生地黄 20 g，当归 12 g，赤芍 15 g，川芎 15 g，全蝎 5 g，蜈蚣 3 g。

（二）气阴两虚，脑络瘀塞

主症：半身不遂，偏身麻木，或见口角㖞斜，或舌强语謇，倦怠乏力，气短懒言，口干渴，自汗，盗汗，五心烦热，心悸，失眠，小便或黄或赤，大便干，舌体胖大，边有齿痕，舌苔薄或见剥脱，脉弦细无力或弦细数。

治法：益气养阴，活血通络。

方药：黄芪30 g，生地黄20 g，麦冬15 g，当归15 g，川芎15 g，桃仁、红花各10 g，赤芍、白芍各10 g，鸡血藤30 g，牛膝10 g，桑寄生20 g。

（三）风痰瘀血，瘀塞脑络

主症：半身不遂，偏身麻木，口角㖞斜，或舌强，语言謇涩，头晕目眩，舌质暗淡，舌苔黄腻或白腻，脉弦滑。

治法：化痰息风，活血通络。

方药：法半夏10 g，生白术10 g，天麻10 g，钩藤15 g，胆星6 g，丹参30 g，瓜蒌15 g，熟大黄10 g。

（四）气虚血瘀，脉络瘀阻

主症：半身不遂，肢体偏瘫，偏身麻木，口角㖞斜，口流清涎，语言謇涩，寡言少语，气短乏力，自汗出，心悸，大便溏，小便清长，手足肿胀，舌质暗淡，边有齿痕，舌下脉络暗紫，苔薄白或白腻，脉沉细或细弦。

治法：益气活血，通经活络。

方药：生黄芪45 g，当归尾15 g，赤芍10 g，川芎10 g，桃仁10 g，藏红花6 g，川地龙15 g，丹参15 g，鸡血藤30 g，川牛膝12 g。

五、糖尿病周围神经病变

（一）肝肾亏虚，络气虚滞

主症：腰膝酸软，下肢麻木，肌肤不仁，两足如踩棉花，腓肠肌触痛无力，舌胖嫩红，边有齿痕，苔薄，脉沉细。

治法：滋补肝肾，益气通络。

方药：山萸肉10 g，龟甲15 g，狗脊10 g，牛膝10 g，生黄芪30 g，川桂枝10 g，炒穿山甲10 g。

（二）肝肾不足，络脉瘀阻

主症：始觉足趾发冷，渐次麻木，上蔓至膝，渐及上肢，手指麻木，甚或痛如针刺，或如电灼，拘挛急痛，或如撕裂，昼轻夜重，轻抚即痛，舌暗少苔，脉沉细。

治法：滋补肝肾，化瘀通络。

方药：枸杞子 10 g，山萸肉 10 g，狗脊 15 g，牛膝 12 g，土鳖虫 10 g，丹参 30 g，当归 12 g，全蝎 5 g，蜈蚣 3 g。

（三） 气阴两虚，络虚风动

主症：始则足趾麻凉，或如虫行皮中，行走如踩棉花，渐次蔓延及膝，继而痛如针刺电灼，甚或掣痛，或如撕裂，下肢远端无汗，皮肤干燥，肌肉萎缩无力，神疲自汗，口干，便干，舌嫩红，边有齿痕，苔薄少津，或有剥裂。

治法：益气养阴，息风通络。

方药：黄芪 15 g，太子参 15 g，生地黄 15 g，山萸肉 12 g，全蝎 5 g，蜈蚣 3 g，白僵蚕 10 g，当归 12 g，丹参 30 g，土鳖虫 10 g。

六、糖尿病足

（一） 气血两虚，络脉瘀阻

主症：糖尿病足早期，患肢发凉、麻木，腰酸乏力，间歇性跛行，足背动脉搏动减弱，或糖尿病足坏疽脓腐已去，新生肉芽红润，上皮爬生，疮面渐收，舌胖质暗苔少，脉沉细无力。

治法：益气养血，化瘀通络。

方药：生黄芪 45 g，当归 10 g，太子参、丹参、鹿衔草各 30 g，鸡血藤 30 g，红花、地龙各 12 g，川芎、丝瓜络各 12 g。

（二） 气阴两伤，络脉瘀塞

主症：患趾干黑，脓水减少，臭秽之气渐消，坏死部分与正常组织界线日趋清楚，疼痛缓解，口干，乏力，舌胖，质暗，苔薄白或薄腻，脉沉细。

治法：益气养阴，化瘀通络。

方药：生黄芪、太子参、丹参、鹿衔草各 30 g，麦冬、五味子、桃仁、红花、地龙各 12 g，川芎、丝瓜络各 9 g，金银花 15 g。

（三） 湿热毒盛，络脉瘀塞

主症：患趾腐黑湿烂，脓水色败臭秽，坏疽有蔓延趋势，坏死部分向近心端扩展并累及旁趾，足部红肿疼痛，边界不清，甚者肿及小腿，可伴有发热，舌质暗红或淡，苔黄腻，脉沉滑。

治法：清热利湿，解毒通络。

方药：苍术、黄柏、牛膝、薏苡仁、萆薢、金银花各 12 g，生地黄、蒲公英各 30 g，川黄连、红花各 9 g，忍冬藤 15 g，赤芍 15 g，牡丹皮 10 g，丹参 18 g。

七、结语

络病是广泛存在于糖尿病慢性并发症中的病机状态，是糖尿病慢性并发症共同病理基础。在糖尿病慢性并发症当中其病理环节有络气郁滞、络脉瘀阻、络脉绌急、络脉瘀塞、络脉瘀结、络脉瘀毒、络虚失荣等不同，其中络脉瘀阻是其关键环节。针对糖尿病慢性并发症络脉瘀阻的特点，提出以化瘀通络为主的治疗原则，根据不同并发症的不同发展阶段，辨证论治，遣药组方，可明显提高疗效。

（徐灿坤、赵帅、张元花）

第五章

糖络通研究

第一节　糖络通治疗非增殖期糖尿病视网膜病变的临床研究

随着社会经济与城市化、人口老龄化的发展，糖尿病（DM）已被视为妨害人类健康的常见疾病之一，其发病率呈逐年增长的趋势。糖尿病视网膜病变（DR）是其主要并发症之一，并已成为主要的致盲眼病。目前西医学尚无理想的方法及药物干预本病，对血糖进行严格控制虽有益于DR的治疗，但不能从根本上遏止其发生、发展。在控制眼底病变恶化方面，激光有一定疗效，但也有一定的局限性和不良反应。中医药在此治疗上具有疗效稳定、不良反应小、价格低廉等优点。深入对中医药防治糖尿病视网膜病变的研究具有重大而深远的意义。

导师徐云生教授多年来从事糖尿病视网膜病变的中医药临床研究，并主持了中医辨证治疗糖尿病视网膜病变技术集成与推广科技惠民示范工程，积累了丰富的经验，提出以"益气滋肝补肾、活血止血通络"为治则，自拟"糖络通"治疗糖尿病视网膜病变取得良好疗效。本研究旨对糖络通治疗糖尿病视网膜病变做出临床研究和疗效探讨，为今后中医药防治本病提供有效的参考依据。

一、一般资料

（一）病例来源

病例来自 2014 年 1 月—2015 年 9 月山东中医药大学附属医院内分泌

科门诊及住院患者。60 例采用单盲随机对照方法分为两组，治疗组（A组）、对照组（B组），A 组 30 例中男 18 例，女 12 例，平均年龄 57.43岁，B 组 30 例中男 16 例，女 14 例，平均年龄 57.40 岁。

（二）诊断标准

1. 糖尿病诊断标准　参照 1999 年国际上通用 WHO 糖尿病专家委员会提出的诊断标准。①空腹血糖（FPG）≥7.0 mmol/L 或②口服葡萄糖耐量试验（OGTT）2 h 血糖≥11.1 mmol/L 或③糖尿病症状或高血糖危象加任意时间血浆葡萄糖≥11.1 mmol/L。

重复一次确认，诊断即可成立。

注：①空腹指在 8~10 小时内不摄入任何热量；②任意时间指 1 日内任何时间，不论有无食物摄入量及上一次进餐时间；③OGTT 采用 75 g 无水葡萄糖负荷；④糖尿病症状主要指多尿、烦渴、多饮和难以解释的体重减轻。

2. 糖尿病视网膜病变诊断标准　参照全国第三届眼科会议制定的标准：①参照以上糖尿病新标准确定有明确糖尿病者；②糖尿病患者眼底出现视网膜特征性的微血管瘤、出血、硬性渗出、棉絮斑、黄斑局部或弥漫性水肿等；③经眼底血管造影检查证实有 DR。

3. DR 分期标准　见表 1。

表 1　糖尿病视网膜病变（DRP）国际临床分类法

建议的疾病严重程度	散瞳检眼镜可观察的发现
无明显视网膜病变	无异常
轻度非增生性 DRP	仅有微血管瘤
中度非增生性 DRP	比仅有微血管瘤重，但比重度者轻
重度非增生性 DRP	有以下任一： 1 个以上象限有明显的 IRMA 2 个以上象限有确定的静脉串珠状 4 个象限每个都有 20 个以上的视网膜内出血 无增生性视网膜病变体征
增生性 DRP	以下一种或更多： 玻璃体积血、新生血管、 视网膜前出血

4. 中医证候诊断标准　参照《中药新药临床研究指导原则》（郑筱萸主编）。

（1）气阴两虚、血行瘀滞证

主证：①视物昏花；②目睛干涩。次证：①面色晦暗；②倦怠乏力；③气短懒言；④自汗；⑤盗汗；⑥五心烦热；⑦口干欲饮；⑧便秘；⑨舌红少津、舌暗淡或有瘀点。

脉象：脉弦细或细数无力。

同时具备主证1项以上、次证4项以上，参考脉象即可辨证诊断。

（2）症状分级量化标准　见表2。

主症评分标准为：无 – 0 分，轻 – 2 分，中 – 4 分，重 – 6 分。

次症评分标准为：无 – 0 分，轻 – 2 分，中 – 4 分，重 – 6 分。

表2　评分量化表

病情及评分		
视物昏花	0 分	无视物昏花
	2 分	目前有小黑影，无视物模糊或变形
	4 分	轻度视物模糊或变形
	6 分	严重视物模糊或变形
目睛干涩	0 分	无目睛干涩
	2 分	偶见目睛干涩
	4 分	明显目睛干涩，时常发作
	6 分	目睛干涩难忍，不停发作
面色晦暗	0 分	无面色晦暗
	2 分	面色暗黄而少光泽
	4 分	面色暗黄而无光泽
	6 分	面色暗黑而无光泽
倦怠乏力	0 分	无倦怠乏力
	2 分	精神不振，可坚持体力劳动
	4 分	精神疲乏，勉强坚持日常活动
	6 分	精神极度疲乏，不能坚持日常活动
气短懒言	0 分	无气短懒言
	2 分	活动后气短懒言
	4 分	安静时时有气短懒言
	6 分	安静时持续气短懒言

病情及评分		
自汗	0 分	无自汗
	2 分	安静皮肤微湿，活动皮肤潮湿
	4 分	安静皮肤潮湿，稍稍活动汗出
	6 分	安静即汗出，稍稍活动汗出更甚
盗汗	0 分	无盗汗
	2 分	寐则微汗，醒则汗止，皮肤微湿
	4 分	寐则汗出，醒则汗止，皮肤潮湿
	6 分	寐则大汗，醒则汗止
五心烦热	0 分	无五心烦热
	2 分	夜间手足心微热
	4 分	手足心灼热心烦
	6 分	五心烦热不欲衣被
口干欲饮	0 分	无口干欲饮
	2 分	口咽微干
	4 分	口咽干燥少津
	6 分	口咽干燥欲饮
便秘	0 分	无便秘
	2 分	便质偏硬，日行 1 次
	4 分	便质硬结难解，二至三日行 1 次
	6 分	便质燥结难解，三日以上行 1 次

舌脉：具体描述，不记分。

（三） **纳入标准**

1. 有明确糖尿病病史。

2. 符合糖尿病视网膜病变诊断标准。

3. 符合中医辨证标准。

4. 志愿受试者应对试验的目的、药物的主要作用及可能发生的反应有所了解，并签署知情同意书。

（四） **排除标准**

1. 妊娠、哺乳期妇女。

2. 肝功能异常。

3. 糖尿病肾病发生肾衰（氮质血症期、尿毒症期）。

4. 有其他严重疾病（如恶性肿瘤、急性心肌梗死、心力衰竭、中风急性期、严重精神病、慢性酒精中毒等）。

5. 有其他眼病合并者（如青光眼、严重白内障、非糖尿病出血性眼底病、葡萄膜炎、视网膜脱离、视神经疾病等）。

6. 患有过敏性疾病或对本药过敏者。

（五）　剔除标准

1. 未按规定用药者。

2. 药物耐受不良及与服药前相比，有明显肝肾功能损害者。

3. 试验中资料不全或者因特殊生理变化不能继续接受试验者。

4. 治疗过程未结束退出试验、失访或死亡的。

5. 在观察期内用其他降糖中药或西药者。

6. 自行退出的患者。

二、研究方法

（一）　治疗方案

1. 基础治疗

（1）糖尿病教育：对患者进行糖尿病基础知识宣教，控制饮食、少食多餐，适量运动、控制体重，血糖监测等。

（2）控制血糖：常规西药个体化治疗，口服降糖药，必要时皮下注射胰岛素，使血糖控制于空腹 7 mmol/L 以下，餐后 2 小时 10 mmol/L 以下。

2. 对照组

（1）基础治疗。

（2）昊畅（生产厂家：宁夏康亚药业有限公司，国药准字号：H20030809，25 g/片。）每日 3 次，每次 1 粒，早饭后口服。

3. 治疗组

（1）基础治疗。

（2）糖络通（西洋参、生地黄、山萸肉、山药、牡丹皮、当归、枸杞、女贞子、菟丝子、肉苁蓉、益母草、鬼箭羽、三七粉等组成），上述药物均由山东省中医院药剂科按照严格的制作工艺煎制汤剂 250 mL，早晚温服。

4. 治疗周期　两组均以 8 周为 1 个疗程，观察 2 个疗程。

（二）观察指标

1. 安全指标

（1）血常规、尿常规、大便常规检查。

（2）肝功、肾功检查。

（3）眼底检查和眼科常规检查。

2. 疗效指标

（1）观察视物昏花、目睛干涩、倦怠乏力、自汗、五心烦热、口干欲饮、盗汗、便秘等症状，每8周观察记录一次，治疗前后各评价一次。

（2）血液流变学：采用 LBY - N6A 血流变检测仪，治疗前后各评价一次。

（3）空腹血糖（FBG）、餐后 2 h 血糖（2 hPG）、糖化血红蛋白（HbA1C），FBG、2 hPG 采用葡萄糖氧化酶法，HbA1C 采用离子交换层析法，FBG、2 hPG 治疗前、后治疗中每 1 周观察记录一次，HbA1C 治疗前后各评价一次。

（4）眼底改变：①视网膜毛细血管渗漏范围：部位、范围（折合成 PD 面积进行评价，尽量精确至 1/10 PD 面积）；②视网膜毛细血管无灌注区：部位、范围（折合成 PD 面积进行评价，尽量精确至 1/10 PD 面积）。

采用眼底荧光血管造影，治疗前后各评价一次。

注： 在眼底检查中，为说明和记录眼底病变的部位及其大小范围，通常以视神经乳头、视网膜中央动、静脉行径、黄斑部为标志，表明病变部与这些标志的位置距离和方向关系。距离和范围大小一般以视神经乳头直径 PD（1 PD = 1.5 mm）为标准计算。

（5）视力采用对数标准视力表每周评价一次。

3. 参照《中药新药临床研究指导原则》（郑筱萸主编）疗效标准判定。

（1）糖尿病疗效标准判定

显效：血糖降低至正常范围，或血糖降低与治疗前相比超过 40%；糖化血红蛋白降低至正常范围，或降低与治疗前相比超过 30%。

有效：血糖降低与治疗前相比超过 20%，但未达显效标准；糖化血红蛋白降低与治疗前相比超过 10%，但未达显效标准。

无效：血糖无降低，或未达到有效标准；糖化血红蛋白无降低，或未达到有效标准。

（2）糖尿病视网膜病变疗效标准判定：参照我国 2002 年《中药新药

治疗糖尿病视网膜病变的临床研究指导原则》及国内外糖尿病视网膜病变的疗效判定方法，现拟定本研究的疗效判定标准如下。

显效：①视力进步≥2行，或视力≥1.0；②眼底改变显示视网膜微血管瘤数由（＋＋＋）减少到（＋＋）、或由（＋＋）减少到（＋）、或由（＋）到消失，眼底出血量由（＋＋＋）减少到（＋）、或由（＋＋）到消失，渗出量由（＋＋＋）减少到（＋＋）、或由（＋＋）减少到（＋）、或由（＋）到消失，微血管瘤、出血、渗出改变有1项以上指标达到要求；③眼底荧光血管造影显示视网膜平均循环时间明显缩短、视网膜毛细血管无灌注区缩小，血管渗漏明显减轻。

有效：①视力进步≥1行；②眼底改变显示视网膜微血管瘤数由（＋＋＋）减少到（＋＋）、或由（＋＋）减少到（＋）、或由（＋）到消失，眼底出血量由（＋＋＋）减少到（＋）、或由（＋＋）到消失，渗出量由（＋＋＋）到（＋＋）、或由（＋＋）减少到（＋）、或由（＋）到消失，微血管瘤、出血、渗出改变有1项以上指标达到要求；③眼底荧光血管造影显示视网膜平均循环时间缩短、视网膜毛细血管无灌注区缩小、血管渗漏减轻。

无效：各项指标未达到上述有效标准者。

恶化：①视力退步≥2行；②眼底照相显示视网膜出现新生血管等增殖性改变；③眼底荧光血管造影显示视网膜毛细血管无灌注区扩大，血管渗漏增加。

注：①视力检查采用国际标准视力表。②（＋）表示较少，易数；（＋＋）表示较多，不易数；（＋＋＋）表示微血管瘤很多，不可数，出血及渗出量多，融合成片。③疗效评定时，视力、眼底照相及荧光造影3项中须具备2项。

（3）中医证候疗效标准判定

显效：治疗前后中医临床的症状、体征改善明显，证候积分降低≥70%。

有效：治疗前后中医临床的症状、体征均有好转，证候积分降低≥30%。

无效：治疗前后中医临床的症状、体征改善均不明显，甚至加重，证候积分降低不足30%。

注：疗效指标为（治疗前积分－治疗后积分）/治疗前积分×100%。

（三） 统计方法处理

将所有资料录入电脑，建立数据库，采用 SPSS17.0 统计软件分析，计量资料用均数 ± 标准差 $(\bar{\chi} \pm S)$ 表示，在符合正态分布与方差齐性检验的条件下，计量资料组间比较采用 t 检验，计数资料使用 χ^2 检验，治疗后等级资料使用 Ridit 分析。$P < 0.05$ 认为检验指标差别有统计学意义，$P > 0.05$ 认为检验指标差别无统计学意义。

三、研究结果

（一） 一般资料比较

1. 年龄比较　经统计学分析两组患者年龄分布无明显差异（$P > 0.05$），具有可比性。见表3。

表3　两组患者年龄比较

组别	例数 （n）	平均年龄 （岁）
治疗组	30	57.43 ± 9.22
对照组	30	57.40 ± 9.44

注：平均年龄经 t 检验，$P > 0.052$。

2. 性别比较　经统计学分析，两组患者性别无明显差异（$P > 0.05$），具有可比性。见表4。

表4　两组患者性别比较

组别	例数 （n）	男	女
治疗组	30	18	12
对照组	30	16	14

注：经 χ^2 检验，$P > 0.053$。

3. 病程比较　经统计学分析，两组患者年龄分布具有可比性，平均年龄无明显差异（$P > 0.05$），具有可比性。见表5。

表5　两组患者 DM 病程比较

组别	例数	病程 （年）				平均
		1 ~ 5	6 ~ 10	11 ~ 15	≥16	
治疗组	30	8	6	6	10	11.39 ± 6.54
对照组	30	6	5	7	12	11.23 ± 6.31

注：病程用 χ^2 检验，$P > 0.05$；平均病程用 t 检验，$P > 0.054$。

4. 治疗前两组患者症状比较 经统计学分析，两组患者单项症状经 χ^2 检验，无明显差异（$P > 0.05$），具有可比性。见表6。

表6 中医单项症状比较

症状	治疗组（$n = 30$）		对照组（$n = 30$）	
	例数	出现率（%）	例数	出现率（%）
视物昏花	30	100	30	100
目睛干涩	17	56.67	16	53.33
面色晦暗	15	50	15	50
倦怠乏力	13	43.33	14	46.67
气短懒言	16	53.33	15	50
自汗	13	43.33	16	53.33
盗汗	13	43.33	16	53.33
五心烦热	14	46.67	12	40
口干欲饮	21	70	20	66.67
便秘	12	40	11	36.67

注：经 χ^2 检验，$P > 0.05$。

（二） 各项疗效指标比较

1. 两组患者总疗效比较 两组患者治疗后疾病疗效比较，治疗组30例，显效7例（23.33%），有效18例（60.00%），无效5例（16.67%），总有效率为83.33%。对照组30例，显效2例（6.60%），有效11例（36.67%），无效17例（56.67%），总有效率43.33%。治疗组总有效率优于对照组，有统计学意义（$P < 0.05$）。见表7。

表7 治疗前后两组患者疗效比较（n,%）

组别	例数（n）	无效（%）	有效（%）	显效（%）	总有效率（%）
治疗组	30	5（16.67%）	18（60.00%）	7（23.33%）	83.33%
对照组	30	17（56.67%）	12（36.67%）	2（6.60%）	43.3.%

注：经 Ridit 分析，$P < 0.05$。

2. 两组患者治疗前后证候积分比较 治疗前两组患者证候积分比较无明显差异（$P > 0.05$），具有可比性。治疗后两组患者证候积分与治疗前相比均有明显差异（$P < 0.05$），说明两组都能够改善患者的临床症状。两组间比较，治疗组明显优于对照组（$P < 0.05$）。见表8。

表8　治疗前后两组患者临床症状总积分的比较（$\bar{x} \pm S$）

组别	例数	治疗前	治疗后
治疗组	30	34.68 ± 7.71△	18.40 ± 6.80△▲
对照组	30	35.00 ± 7.60△	24.55 ± 6.12△▲

注：经 t 检验，与治疗前比较△$P < 0.05$；组间比较▲$P < 0.05$。

3. 两组患者治疗前后中医临床症状比较　治疗组与对照组主要症状与治疗前相比均有不同程度改善；经治疗后，主症视物模糊均有改善，差异无显著意义（$P > 0.05$），而在其他症状改善上，治疗组明显优于对照组（$P < 0.05$）。具有可比性。见表9。

表9　两组患者治疗前后主要症状疗效比较

症状	治疗组（$n = 30$）					对照组（$n = 30$）				
	例数	显效	有效	无效	总改善率（%）	例数	显效	有效	无效	总改善率（%）
视物昏花	30	14	12	4	86.67	30	9	14	7	76.67△
目睛干涩	17	10	3	2	76.47	16	3	2	11	31.25△
面色晦暗	15	9	4	2	86.67	15	3	2	10	33.33△
倦怠乏力	13	8	3	2	84.62	14	4	2	8	42.86△
气短懒言	16	11	3	2	87.50	15	1	4	11	33.33△
自汗	13	8	3	2	84.62	16	2	2	12	25△
盗汗	13	9	2	2	84.62	16	1	3	12	25△
五心烦热	14	8	3	3	78.57	12	1	2	9	25△
口干欲饮	21	15	4	2	90.48	20	8	1	11	45△
便秘	12	8	2	2	83.33	11	1	2	8	27.27△

注：经 Ridit 分析，△$P < 0.05$。

4. 两组患者治疗前后血糖、糖化血红蛋白的比较　两组患者治疗前血糖、糖化血红蛋白比较无明显差异（$P > 0.05$），具有可比性。两组患者治疗后空腹血糖、餐后2小时血糖、糖化血红蛋白均明显降低，与治疗前比较有明显差异（$P < 0.05$），治疗组空腹血糖、餐后 2 小时血糖、糖化血红蛋白较对照组无明显差异（$P > 0.05$）。见表 10。

表 10　两组患者治疗前后血糖、糖化血红蛋白的变化比较（$\bar{\chi} \pm S$）

组别	治疗组（$n = 30$）		对照组（$n = 30$）	
	治疗前	治疗后	治疗前	治疗后
FBG（mmol/L）	9.29 ± 0.90	$6.43 \pm 0.73^{\triangle}$	9.19 ± 0.85	$6.79 \pm 0.77^{\triangle}$
2 hPG（mmol/L）	13.32 ± 1.42	$8.64 \pm 0.78^{\triangle}$	13.55 ± 1.52	$9.24 \pm 0.91^{\triangle}$
HbA1c（%）	7.86 ± 0.80	$6.49 \pm 0.54^{\triangle}$	7.88 ± 0.66	$6.74 \pm 0.64^{\triangle}$

注：与治疗前比较，$^{\triangle}P < 0.05$。

5. 两组患者治疗前后视力的比较　治疗后两组患者视力均有提高，但治疗组改善明显，经统计处理，有显著性差异，$P < 0.05$；对照组虽有所改善，但经过统计学处理，无显著性差异，$^{\triangle}P > 0.05$；组间比较，治疗组优于对照组，视力改善治疗组明显高于对照组，$^{\blacktriangle}P < 0.05$。见表 11。

表 11　两组患者治疗前后视力的变化比较（$\bar{\chi} \pm S$）

	例数	眼数		视力
对照组	30	60	治疗前	4.62 ± 0.4
		60	治疗后	$4.69 \pm 0.5^{\triangle \blacktriangle}$
治疗组	30	60	治疗前	4.64 ± 0.7
		60	治疗后	$4.97 \pm 0.5^{\triangle \blacktriangle}$

注：治疗后组内比较 $P < 0.05$，$^{\triangle}P > 0.05$ 组间比较 $^{\blacktriangle}P < 0.056$。

6. 两组患者治疗前后眼底视网膜毛细血管无灌注区及渗漏范围的比较：治疗前视网膜毛细血管无灌注区以及渗漏范围两组比较无显著性差异，$P > 0.05$。治疗后眼底视网膜毛细血管无灌注区及渗漏范围均有改善，治疗组改善明显，经统计处理，有显著性差异，$P < 0.05$；对照组也有所改善，经过统计学处理，有显著性差异，$^{\triangle}P < 0.05$；组间比较，治疗组优于对照组，治疗组眼底视网膜毛细血管无灌注区及渗漏范围改善明显高于对照组。见表 12。

表 12　两组治疗前后眼底视网膜毛细血管无灌注区及渗漏范围变化比较（单位：PD）

组别		视网膜毛细血管渗漏范围	视网膜毛细血管无灌注区
治疗组	治疗前	0.60 ± 0.21	0.82 ± 0.15
	治疗后	$0.41 \pm 0.20^{\triangle\blacktriangle}$	$0.59 \pm 0.27^{\triangle\blacktriangle}$
对照组	治疗前	0.59 ± 0.20	0.79 ± 0.18
	治疗后	$0.50 \pm 0.19^{\triangle\blacktriangle}$	$0.69 \pm 0.25^{\triangle\blacktriangle}$

注：治疗后组内比较 $P < 0.05$，$^{\triangle}P > 0.05$；组间比较 $^{\blacktriangle}P < 0.05$。

7. 两组患者治疗前后血液流变学的变化比较　两组治疗前血浆黏度、红细胞聚集指数、纤维蛋白原均显著增高，组间比较无显著差异（$P > 0.05$）；两组治疗后各项指标均下降（$P < 0.05$）；治疗后，治疗组血液流变学改善优于对照组，治疗组血浆黏度、红细胞聚集指数、纤维蛋白原明显优于对照组，组间比较两组有显著差异，（$P < 0.05$）。见表 13。

表 13　两组治疗前后血液流变学变化比较

项目	治疗组 （$n = 30$）		对照组 （$n = 30$）	
	治疗前	治疗后	治疗前	治疗后
血浆黏度	1.70 ± 0.32	1.51 ± 0.28	1.67 ± 0.32	1.65 ± 0.26
红细胞聚集指数	8.80 ± 1.41	4.73 ± 1.05	8.36 ± 1.63	8.18 ± 1.63
纤维蛋白原	4.12 ± 0.67	3.65 ± 0.46	4.22 ± 0.62	3.98 ± 0.57

注：治疗后组内比较 $P < 0.05$ 组间比较 $P < 0.05$。

（三）安全观察

1. 两组患者治疗前后肝功肾功的变化　治疗前后两组患者肝功肾功能均在正常范围，无明显差异（$P > 0.05$），见表 14。

表 14　两组血常规、肝功、肾功指标比较（$\bar{\chi} \pm S$）

项目	治疗组		对照组	
	治疗前	治疗后	治疗前	治疗后
血常规 WBC（10^9/L）	6.51 ± 1.82	6.95 ± 1.44	6.75 ± 1.79	5.9 ± 51.43
RBC（10^{12}/L）	4.24 ± 0.45	4.35 ± 0.45	4.45 ± 0.48	4.49 ± 0.47
PLT（10^9/L）	$209. \pm 64.5$	206.2 ± 60.4	257.5 ± 71.1	242.8 ± 71.7

项目		治疗组		对照组	
		治疗前	治疗后	治疗前	治疗后
肝功	ALT（μ/L）	23.26 ± 5.49	22.35 ± 4.48	23.53 ± 7.25	22.07 ± 4.37
	AST（μ/L）	25.5 ± 5.88	24.13 ± 4.14	22.95 ± 4.62	22.66 ± 3.64
肾功	BUN（mmol/L）	4.77 ± 1.35	4.45 ± 0.94	5.05 ± 1.45	4.75 ± 1.21
	Cr（mmol/L）	69.5 ± 15.08	65.2 ± 14.96	73.6 ± 15.99	72.1 ± 14.80

经 t 检验，治疗组血常规、肝功、肾功各项指标与对照组比较（$P >$ 0.05）无统计学意义，说明本方药安全性良好。

四、讨论

（一）西医学对糖尿病视网膜病变的认识

糖尿病视网膜病变（DR）是糖尿病最为多见的微血管并发症。其发病率随年龄和糖尿病病程的增加而增加，超过 10 年的糖尿病患者，一半以上有 DR，且在我国 DR 的致盲率也呈上升趋势。随着生活质量的提高，DM 的发病率明显提升，与此同时 DR 的出现率也不断增加，美国研究表明，全世界预计有近 3 亿 DR 患者，美国大约有 2 500 万 DR 患者。近年来，学者们通过实验研究和应用研究取得了一定的进展，认识到 DR 的发生、发展受多种因素影响，但尚未完全阐明其发病机制。

1. DR 的发病机制

（1）蛋白质的非酶糖基化作用：在长期的高糖环境刺激下，患者体内的葡萄糖很容易与蛋白质或脂质相结合，它们经过复杂的重新排列，形成了具有不可逆性的糖基化终末产物（AGEs），而血清 AGE 的水平与 DR 的发病率成正相关。过多的 AGEs 特异性地与细胞表面的 AGE 受体结合并表达，使细胞氧化应激性损伤增加，引起周细胞选择性丧失，进一步加剧糖尿病视网膜病变的发生和发展。

（2）多元醇途径亢进：患者体内处于高糖状态下，当血糖升高时，醛糖还原酶活性增强，活跃了多元醇通路，使葡萄糖在醛糖还原酶催化下转换为山梨醇，进而转化为果糖。山梨醇和果糖因极性强而不易通过细胞膜，并且在细胞内代谢率很低，导致细胞内渗透压升高，造成结构功能的损伤，形成微血管瘤、创伤微血管等。激活的山梨醇通路抑制磷酸己糖旁路途径的表达，使细胞膜功能改变，肌醇异常代谢，阻碍周细胞DNA合成，使其增殖活力下降。

（3）氧化应激增加：视网膜因富含多种不饱和脂肪酸，具有较强氧化性。细胞在高糖状态下易产生过多线粒体活性氧，过多的线粒体活性氧是氧化应激的基础，同时在高糖环境下视网膜易受氧化应激损伤，过多的线粒体活性氧产生是多种糖尿病并发症包括DR在内的病理过程之一。

（4）细胞因子的作用：根据实验研究，视网膜细胞可分泌包括VEGF、血小板源生长因子、色素上皮衍生因子、肿瘤坏死因子、转化生长因子、肝细胞生长因子、白细胞介素、胰岛素样生长因子、黏附分子等在内的多种生长因子，新生血管的形成与这些生长因子关系密切，其中VEGF是研究最多最深入的。研究发现，视网膜新生血管的生长与VEGF的增加成正相关，是加重DR发展的重要因素。色素上皮衍生因子不仅具有营养神经、抗血管生成的作用，还可以对抗VEGF所引起的血管通透性增高。实验证明，VEGF与色素上皮衍生因子之间的平衡对新生血管的形成和血管渗漏有至关重要的影响。

（5）蛋白激酶C激活：长期高糖状态会激活蛋白激酶C（PKC）的活性，PKC活性增加能够损伤内皮细胞和周细胞，同时增强VEGF和PDGF的表达，从而加速新生血管的形成；PKC还可抑制$Na^+ - K^+ - ATP$酶的活性。在高血糖环境中血管舒张性前列腺素产物的增多和PKC活性的增加，可能会引起血管通透性升高、视网膜血流量增加及视网膜病变。

（6）炎症反应：通过多次实验和分析，大量研究者表明DR是一种微量的慢性炎症反应。白细胞滞留、VEGF增加进而引起血管渗透性改变的原因有很多，其中激活的黏附分子、前炎症细胞因子以及免疫细胞介导的免疫应答增强是主要的原因之一。白细胞的滞留还可使毛细血管闭塞，血流量减少甚至消失，进一步影响DR患者的预后。

（7）糖化血红蛋白的升高：据相关统计分析，糖化血红蛋白（GHb）的水平是衡量DR发生和发展的重要标尺。研究显示，GHb升高时，红细胞会加速聚集形成微小动脉血栓。同时，GHb升高会导致组织缺氧，加速血管生长因子的生成，打破血管生成因子及抑制因子之间的动态平衡，这是 DR 发生、发展的基础。

2. 治疗　糖尿病视网膜病变的治疗是综合性治疗，包括全身治疗和眼局部治疗。严格控制血糖是最重要、最基本的治疗，现在 DR 的治疗主要采用玻璃体切割术治疗、药物治疗和激光治疗。

（1）药物治疗：一般多用于非增生期 DR 的治疗。①蛋白质非酶糖基化抑制剂：高血糖环境下 AGEs 产生增加，过量堆积使视网膜毛细血管周细胞选择性丧失，从而导致 DR 的产生。氨基胍不仅可以减少 AGEs 的产生，还能够抑制毛细血管通透性的增加和基底膜的增厚。Gardiner 等实验研究发现氨基胍能够抑制糖尿病大鼠视网膜毛细血管基底膜增厚。②醛糖还原酶抑制剂（ARI）：醛糖还原酶是多元醇代谢途径中的关键酶，高血糖环境下激活的山梨醇通路使其生成增多，ARI 通过抑制其作用以减少山梨醇的产生。经研究显示，ARI 可以对视网膜血管壁补体抑制剂的水平及其早期的活化起到抑制作用，并使血管外膜细胞和内皮细胞的凋亡减少。③PKC抑制剂和 VEGF 抑制剂：经动物实验证实，PKC－β 抑制剂能够缓解因 DR 导致的视网膜血流减慢。PKC 活性增加能够加速破坏内皮细胞和周细胞，使血管内皮生长因子（VEGF）、PDGF 的表达增多，从而加速新生血管的形成。研究发现，VEGF 增加能够加速视网膜新生血管生长。VEGF 的产生是视网膜长期缺血导致的，作用于 VEGF 受体后可增加血管渗透性，加速血管再生。具有抗 VEGF 作用的 pegaptanib 能够直接作用于 VEGF，抑制其表达。Cunningham 等研究，pegaptanib 可以使中央视网膜厚度变小，以达到提高患者视力的目的。

（2）激光和手术治疗：一般多用于增生前期和增生期 DR 的治疗。①激光治疗：目前激光治疗主要有融合性光凝、弥散性光凝、局灶性光凝和格子样光凝。迄今为止治疗增生性 DR 的最主要方法是弥散性光凝中的全视网膜光凝，因为它能够有力地降低视力丧失的发生率，遏制新生血管。②手术治疗：晚期的增生性 DR 会出现视网膜出血、水肿及视网膜脱离等症状，严重影响患者的视力。而运用玻璃体手术铲除玻璃体积血，缓解玻璃体视网膜牵拉，使视网膜得到有效复位，可达到维持和改善 DR 患者视力的目的。因此，到目前为止，治疗 DR 的最主要手段是玻璃体手术。不容乐观的是，玻璃体手术改变了眼球的正常结构，并且并发症多、难度高、费用高。

（二） 中医学对糖尿病视网膜病变的认识

糖尿病在中医学中属"消渴"范畴，阴虚为本，燥热为标是它的基本病机，疾病日久不愈可导致脾肾两虚、肝肾两虚等证，中医学中未记载对糖尿病视网膜病变的阐述，而是通过对患者视力下降和视觉变化的情况进行分析，将患眼归入不同的病症中，如"云雾移睛""视瞻昏渺""血灌瞳神""蝇翅黑花""暴盲"等。《河间六书·宣明方论》曰："消渴一证，故可变为雀目或内障"。张子和《儒门事亲》有言："夫消渴者，多变聋盲、疮痒、痤痹之类"。古人已认识到糖尿病并发眼病失明致残的严重性，但并没有阐明是哪一种眼病导致失明，因此在中医眼科典籍中找不到与之相对应的病名。目前由于糖尿病视网膜病变发病率逐年提升，现代中医眼科将其命名为"消渴目病"。

1. 中医对糖尿病视网膜病变病因病机的认识

（1）阴虚燥热：徐灵胎言消渴"不越阴亏阳亢，津涸热淫而已"。姚芳蔚认为徐氏所指阴亏即肾阴亏，所指的热为燥热，故阴虚燥热是本病基本的致病因素。张怀安认为糖尿病视网膜病变的渗出、出血、水肿，是因阴虚燥热，精血耗伤，灼伤目络所致。本病因消渴而起，故病机也与消渴关系密切。《银海精微》言："肝肾之气充，则精彩光明；肝肾之气乏，则昏蒙眩晕。"目之脉络有赖于精血津液的滋养，而精血津液皆属于阴，阴虚则使目之濡养不足，导致视物不明。阴虚则火旺，耗损津液，津液亏少，则血液黏稠，运行不力，形成血瘀，即所谓"阴虚血滞"。糖尿病性视网膜病变始终与肾虚相伴。因"肝肾同源"，肾虚则肝不足，随着病程延长，肝肾相互影响最终致使肝肾俱虚。肝肾亏虚可能在糖尿病视网膜病变的发生发展过程中起着关键的作用。

（2）气阴两虚：消渴日久则燥热伤气，津液亏少无以载气，而致气阴两虚。气为血之帅，气虚则血行不畅而成瘀血，即所谓"气虚浊留"。糖尿病性视网膜病变不但与肝肾亏虚密切相关，也与心脾亏虚关系密切。脾主运化，为气血生化之源，目睛所需精微物质，一则需脾气健运，以使化源充足；二则有赖于脾气升清上乘于目。心主血脉，心气的推动、脾气的固摄，是血行目络而不停滞或外溢的关键。因此，目络失养、阻滞及瘀血的产生都与心脾亏虚有关。此外，脾失统血，可使气虚血溢，形成视网膜出血。

（3）阴阳两虚：目之脉络的滋养，有赖于皆属于阴的精血津液，精血津液上达于目，濡养目之脉络又依赖阳气的温煦、推动和固摄。阴阳互根互用，阴损及阳，阴虚日久则阳气生化不足。因此，阴阳俱虚必定加重病情。阳气的温煦、推动不足，会导致水液停聚，而致内生痰浊。

（4）瘀血：现代医家多认为，瘀血是糖尿病视网膜病变的重要因素。阴虚火旺，耗损津液，津液亏少，血液黏稠，以致血行不畅形成瘀血。瘀血既为病理产物，也是病情加重的病因。瘀血阻滞，精微运行不畅而输布不利，目之脉络失于濡养；瘀血化热，又可反过来耗伤津气，导致气阴两虚与血液瘀滞并见。瘀血阻于目之脉络，致血液渗漏溢于脉络之外，成为视网膜出血。瘀血阻络，日久不行，则使脉络失于常度，新生血管形成。《血证论》云："血不利即为水"，瘀血也可导致水饮停聚和痰浊内生。

（5）痰浊：糖尿病视网膜病变大多发生在糖尿病约十年之后，常出现瘀血、痰浊并生，进而痰瘀互结为患。非胰岛素依赖型糖尿病患者合并视网膜病变的约60%为肥胖体型。"痰湿之体"是中医对无形之痰阻滞经络、脏腑而致身体肥胖者的描述。痰瘀互结则气血津液不能上承于目，目之脉络失于濡养，导致视物模糊；痰浊聚久不散使脉络增粗变形，出现渗出、水肿、出血等症。所以痰阻目络也是本病的基本病机之一。

2. 导师观点　徐云生教授通过长期的临床实践，发现糖尿病视网膜病变主要以气阴两虚、肝肾不足为本；血瘀、痰浊、目络瘀滞为标。因此在辨证治疗糖尿病视网膜病变的治则治法上主要是以益气滋肝补肾、活血止血通络为主。

（1）气阴两虚、肝肾不足是糖尿病视网膜病变的致病之本。患者出现视物昏花、视力减退、眼前黑影飘动、目睛干涩等一系列症状是因气阴两虚、肝肾不足，进而目之脉络失于濡养所致，包括神疲乏力、五心烦热、口渴喜饮、腰膝酸软、自汗、盗汗、头晕耳鸣、便秘舌红少津、脉细数无力等症状在内都是气阴两虚、肝肾不足的表现。患者视网膜微血管病变、组织缺血缺氧都属于中医虚证的表现，由于体内长期处于高血糖环境中，全身内分泌、新陈代谢及血液因素受影响所致，故气阴两虚、肝肾不足为其本。

（2）血瘀、痰浊、目络瘀滞为标。糖尿病视网膜病变是在气阴两虚、肝肾不足基础上形成的。随着病程的延长，患者体内阴虚燥热加重，精血津液虚耗，或气虚无力行血、行水，致使血行不畅，瘀血内生，水液代谢失衡，出现瘀血、痰浊并生，导致目络瘀滞，形成标实之证。硬性及软渗出、微血管瘤形成、视网膜出血、水肿等都是其临床表现。虚、瘀、痰三者相互影响、相互作用最终造成视网膜的缺血、缺氧、毛细血管大片无灌注形成。糖尿病视网膜病变临床表现的细胞聚集性增强、血液黏度增高、糖化蛋白在血管壁的沉着、多元醇的蓄积、视网膜毛细血管基底膜的增厚、血栓形成等诸多症状都属于中医学"瘀"的范畴。故血瘀、痰浊、目络瘀滞为标。

（3）益气滋肝补肾、活血止血通络为治法。气阴两虚、肝肾不足是糖尿病视网膜病变的致病之本，血瘀、痰浊、目络瘀滞为标。故以益气滋肝补肾、活血止血通络为治法。导师徐云生教授认为，治疗眼底出血者活血的同时也要注意止血，"活血而不妄行"，治疗过程中慎用活血太过之品，以免出现新的出血使病情加重；同时兼顾"止血不留瘀"，不可过度使用止血之药，以防加重"凝、滞"，使祛瘀不利，病情反复。

（三）方药分析

1. 组方配伍　西洋参6 g，生地黄15 g，山药15 g，山萸肉12 g，牡丹皮9 g，枸杞子12 g，女贞子15 g，菟丝子9 g，肉苁蓉15 g，当归15 g，益母草9 g，鬼箭羽9 g，三七粉3 g。

2. 治法　益气滋肝补肾、活血止血通络。

3. 方剂配伍分析　方中西洋参、地黄二药合而为君药，其中西洋参补气养阴、清火生津，生地黄清热凉血、养阴生津。山药、山萸肉共为臣药，山药补脾肾、固精，山萸肉补益肝肾、敛精益阴。牡丹皮清热凉血，当归补血活血，枸杞子滋肝补肾明目，肉苁蓉、菟丝子温煦肾阳，取阳中求阴之意，女贞子补肝益肾、乌须明目，益母草活血利水，鬼箭羽解毒化瘀，三七粉活血化瘀止血，共为佐药，以解痰、瘀、热互结之毒。方中药物经过配伍，以达消除体内瘀积、生化气血、扶正祛邪的目的。

4. 单味药功效及现代药理研究

西洋参：味甘，微苦。补中益气、止渴、健脾益肺，养血生津。《本草从新》："补肺降火，生津液……除烦倦。"《本草正义》："西洋参……肺胃有热、口燥咽干者颇有捷效。"现代药理研究：西洋参对糖尿病患者降低血糖、血脂及调节胰岛素水平有一定影响。

生地黄：味甘、苦，性寒。养阴生津，清热凉血。《神农本草经》："味甘，寒……填骨髓。"《本草衍义》："凉血补血，补益肾水真阴不足。"《神农本草经疏》："此乃益阴血之上品，补肾家之要药。"现代药理研究表明生地黄可以降低小鼠的高血糖。生地黄"滋阴"的重要作用机制是可以降低肾脏 β 受体的结合容量，使之恢复正常。

山药：味甘，性平。益气养阴，补肺脾肾。《医经溯洄集》："山药……其功亦能强阴……源既有滋，流岂无益。"《本草正》："山药，能健脾补虚，滋养固肾。"《药品化义》："山药，温补而不骤……用之助脾……能补中益气。"现代药理研究显示，对于治疗因肾上腺素或葡萄糖引起的小鼠血糖升高有良好效果。山药中的多巴胺对扩张血管、改善血液循环有明显作用。

山萸肉：味酸、涩，性微温。补益肝肾，收敛固涩。《药性论》："补肾水，兴阴道，添精髓。"《神农本草经》："寒热，温中，逐寒湿痹。"《汤液本草》："山萸肉止小便利，秘精气，取其味酸涩以收滑之。"现代药理研究表明，山萸肉富含硒元素，胰岛细胞合成及分泌胰岛素功能与硒密切相关，补硒不仅可以保护胰岛功能，还可以抑制氧化和非酶糖化，及时清除晶状体中的脂质过氧化物，这对糖尿病的治疗及眼疾的防治是非常有益的。山萸肉醇提取物可抑制因 ADP 诱导的糖尿病大鼠血液黏度的升高和血小板聚集的增加。

牡丹皮：味苦、辛，性微寒。清热凉血，活血散瘀。《神农本草经疏》："散血、泻热，除血分邪气……喜清而恶热。"《本草汇言》："牡丹皮，可以调气而行血，可下气而止血，和血而生血，推陈血而致新血也。"《本草备要》："泻伏火而补血……和血凉血而生血，破积血。"现代药理研究显示，牡丹皮中的牡丹酚可增大毛细血管管径，增加红细胞流动速度。牡丹皮在体外有抗凝作用，使红细胞聚集性变低，减少血小板黏附性，降低红细胞比容，增强红细胞的变形能力。

枸杞子：味甘、性平。补肝肾、明目。《本草经集注》："补益精气。"

《本草正》："枸杞，能补阴……能补气……其功则明耳目，添精固髓。"
《本草通玄》："枸杞子，补肾益精，消渴、目昏、腰疼膝痛无不愈矣……
有补水制火之能。"现代药理实验研究表明枸杞提取物具有持久降低大鼠
血糖、增加其糖耐量的功效，而且毒性较小。枸杞多糖是其主要成分，可
以清除自由基、抗疲劳、抗辐射等。

女贞子：味甘、苦，性凉。补肝益肾，乌须明目。《本草备要》："益
肝肾，安五脏，强腰膝，明耳目……除百病。"现代药理研究显示，女贞
子中富含的齐果酸有降低大鼠和兔血脂的作用，对体内过氧化脂质水平及
血清总胆固醇水平的降低有重要作用，还可以改善粥样硬化斑块和动脉壁
总胆固醇含量，对微循环的改善作用明显。

菟丝子：味甘、性温。固精补肾，滋肝明目。《神农本草经》："补不
足，益气力。"《景岳全书》："其性能固……补髓添精，助阳固泄……滋消
渴……暖腰膝寒疼，明目开胃。"《药性论》："治男女虚冷，添精益髓，去
腰疼膝冷，又主消渴热中。"现代药理研究表明，菟丝子提取物能够延缓
因服用半乳糖所致之大鼠白内障的发病，菟丝子提取物同时具有促性腺激
素样作用，作用于下丘脑－垂体－性腺轴来调节机体的生殖内分泌功能。

肉苁蓉：味甘、咸，性温。补肾阳，益精血。《神农本草经》："主五
劳七伤，补中……益精气。养五脏，强阴。"《神农本草经疏》："肉苁蓉滋
肾补精血之要药。"《本草正》："补精兴阳益子嗣……暖腰膝……除下焦寒
痛。"《药义明辨》："其补精血者也……入心以生血，入胃以化血……归于
肾之血海而能化精。"现代药理研究表明肉苁蓉对抗衰老有一定作用。肉
苁蓉可使小鼠红细胞超氧化物歧化酶（SOD）的活性明显增强。肉苁蓉补
益的机制可能是通过显著升高红细胞膜 $Na^+ - K^+ - ATP$ 酶的活性来实
现的。

当归：味甘、辛，性温。补血，活血，止痛。《神农本草经疏》："当
归禀土之甘味，天之温气，甘以缓之，辛以散之润之……活血补血之要
药。"《本草正》："当归，能补血，又能行血，血中之圣药也。"《轩岐救
正论》："当归补中有行，行中得补。"现代药理研究显示，当归水剂静脉
注射或口服对大鼠动脉和静脉旁路血栓的形成有明显抑制作用。

益母草：味苦、辛，性微寒。利水消肿，活血调经。《本草拾遗》：

"主浮肿下水，兼恶毒肿。"《本草纲目》："益母草治手、足厥阴血分风热，明目益精，调女人经脉……治肿毒疮疡，消水行血，妇人胎产诸病。"现代药理实验证明，益母草能够预防血小板聚集，溶解肺循环血栓，增强机体细胞免疫的作用。

鬼箭羽：味苦、辛，性寒。破血通经，除痹止痛。《药性论》："破陈血。"《本经逢原》："专散恶血。"《本草求原》："专治恶气而血瘀滞者。"现代药理研究表明，鬼箭羽主要含卫矛强心苷类和降糖的草酸乙酰钠等成分。卫矛强心苷具有强心作用。草酸乙酰钠通过促进胰腺 β 细胞增生，加强胰岛素分泌，而达到降低血糖的目的。鬼箭羽对提高小鼠抗缺氧能力有明显作用。

三七粉：味甘、微苦，性温。化瘀止血，活血定痛。《本草新编》记载："三七根，止血之神药也。"《本草求真》记载："三七，能于血分化其血瘀。"《医学衷中参西录》记载："三七，善化瘀血，又善止血妄行，为血衄要药。"现代药理研究显示，三七可缩短出血和凝血时间，抗血小板聚集，溶栓，促进造血，降血脂、抗氧化以及促进蛋白合成等作用。

（四）临床疗效分析

1. 对血糖的影响　研究结果显示，以益气滋肝补肾、活血止血通络为原则的组方"糖络通"在降低 FPG、2 hPG、HbAL 有临床疗效。方中的西洋参、山萸肉、山药、枸杞子等可以起到降糖的作用。

2. 对视力的影响　本研究结果显示，两组患者治疗后视力均有提高，治疗后治疗组改善优于对照组，经统计学处理，有显著差异，治疗组视力改善明显高于对照组。提示糖络通能够有效改善患者视力。

3. 对眼底的影响　本研究结果显示，治疗前两组患者视网膜毛细血管无灌注区以及渗漏范围比较无显著性差异，治疗后眼底视网膜毛细血管无灌注区及渗漏范围均有改善，治疗组改善明显，经统计处理，有显著性差异；对照组也有所改善，经过统计学处理，有显著性差异；组间比较，治疗组优于对照组，治疗组眼底视网膜毛细血管无灌注区及渗漏范围改善明显高于对照组，提示糖络通对改善患者眼底有一定作用。

4. 对血液流变学的影响　两组治疗前血浆黏度、红细胞聚集指数、纤维蛋白原均显著增高，组间比较无显著差异；两组治疗后各项指标均下降；治疗后，治疗组血液流变学改善优于对照组，治疗组血浆黏度、红细胞比容、红细胞聚集指数、纤维蛋白原明显优于对照组，组间比较有显著差异。提示糖络通能够改善患者血流变状态，降低凝血风险。

5. 对中医临床疗效的影响　治疗后两组主要症状与治疗前相比均有不同程度改善；经治疗，主症视物模糊及次症倦怠乏力两组均有改善，差异无显著意义，治疗组和对照组患者的临床症状均有所改善，但是治疗组治疗后症状改善的总积分优于对照组。治疗组总有效率为 83.33%，对照组的总有效率为 43.33%，说明糖络通对于改善非增殖期糖尿病视网膜病变的临床症状有明显效果，且无不良反应发生，用药安全。

本研究立足于中医学理论，结合导师徐云生教授长期临床实践经验，认为糖尿病视网膜病变的病机是以气阴两虚、肝肾不足为本；血瘀、痰浊、目络瘀滞为标。确立了"益气滋肝补肾、活血止血通络"的标本兼治、攻补兼施的治疗原则。以此进行临床研究，观察其疗效，并探讨其机制。

临床研究结果表明，以益气滋肝补肾、活血止血通络为原则拟方"糖络通"不仅可以提高视力、改善眼底血运及血液流变学，同时还能降低血糖。运用糖络通的治疗组总有效率为 83.33%，对照组的总有效率为 43.33%，治疗后总疗效明显优于对照组，并且治疗期间用药安全，无不良事件发生。本课题研究充分体现了中医药在治疗本病时的优势。

（夏龙浩、徐灿坤）

第二节　糖络通胶囊防治早期糖尿病肾病的临床及实验研究

糖尿病（DM）可并发多种肾脏并发症，主要有糖尿病性肾小球硬化症、肾小动脉硬化症和急慢性肾盂肾炎，这三种病变统称为糖尿病肾病（DN）。狭义 DN 一般指糖尿病性肾小球硬化症，为糖尿病重要的慢性微血管并发症之一，其基本病理改变是肾小球毛细血管基膜增厚和系膜区扩张。目前 DN 在糖尿病患者中的发生率约为 35%。随着我国老龄化水平的提高，其发病率将不断提高，可能将成为终末期肾衰竭（ESRF）的最重要原因。

目前现代医学对 DN 的治疗缺乏有效的办法。一般采取综合性治疗，主要是在糖尿病教育、饮食及运动控制、严格控制血糖等糖尿病基本治疗的基础上加以控制血压、调节血脂及改善微循环等对症治疗。其中以血管紧张素转化酶抑制剂（ACEI）类药物为代表治疗 DN 为大家所公认。但 ACEI 类药物并不能有效地控制 DN 的进程，一旦出现持续性蛋白尿，则病情不能逆转，最终发展至肾衰竭，面临血液透析、腹膜透析或肾脏移植的治疗。临床实践表明，中西医结合综合治疗 DN 可以有效地改善临床症状，保护肾功能，延缓和阻止肾脏损害的病程进展，在 DN 的早期防治方面显现出了明显的优势。

导师徐云生教授经过长期的临床实践和大量的文献调研，提出肾虚瘀血伤络是早期 DN 的重要病机，并以此组方"糖络通"应用于治疗早期 DN 患者，收到满意效果。本文通过临床观察和动物实验对糖络通胶囊防治早期 DN 的机制进行系统地研究。

一、实验研究

（一）实验目的

通过动物实验研究，观察和验证补肾活血通络法为治则组成的糖络通胶囊对防治糖尿病肾病的疗效并探讨其作用机制。

（二）实验材料

1. 实验动物　健康 Wistar 大鼠，雄性，体重 200 ± 25 g，由山东大学实验动物中心提供。标准饲料喂养，室温 $20 \sim 25℃$，湿度 $50\% \sim 65\%$，每日光照正常，空气流通，自由摄食、饮水。

2. 糖络通组成　西洋参 6 g，生地黄 15 g，淮山药 15 g，山萸肉 12 g，牡丹皮 9 g，枸杞子 12 g，女贞子 15 g，菟丝子 12 g，肉苁蓉 9 g，当归 15 g，益母草 15 g，鬼箭羽 12 g，三七粉 3 g。

将上药浓缩成含生药 2 g/mL 备用。由山东中医药大学附属医院药剂科提供。

精蛋白锌胰岛素：江苏万邦制药有限公司。国药准字 H20050783。

3. 仪器与试剂　链脲佐菌素（STZ）：美国 Sigma 化学制剂公司提供。临用时以 PH4.2 的 0.1 mol/L 枸橼酸缓冲液配制成 2% 的 STZ 溶液。戊巴比妥钠：临用配成 0.9% 戊巴比妥钠溶液。糖化血红蛋白测定药盒：采用拜耳 DCA2000 糖基化血红蛋白测定药剂盒。强生稳步血糖仪（美国强生公司生产），OLYMPUS AU2700 全自动血生化仪，台式低温高速离心机，721 分光光度仪（上海分析仪器厂），电热恒温水浴箱。

（三）实验方法

1. 动物分组　随机将 Wistar 大鼠分为 3 组，正常对照组（N）11 只，糖尿病对照组（D）11 只，糖尿病糖络通治疗组（DT）11 只。

2. 造模方法　适应性喂养 1 周后，糖尿病大鼠禁食不禁水 12 小时，按 65 mg/kg 体重腹腔注射链脲佐菌素（STZ，购自 Sigma 公司，溶解于 0.1 mol/L 枸橼酸钠缓冲液中 PH4.5），依据 72 小时尾静脉采血测血糖 ≥ 16.7 mol/L 者，确定模型建立并纳入本实验。自注射后第三天起 D 组与 DT 组均用长效胰岛素 2 U 隔日皮下注射。

3. 给药剂量　DT 组按成人剂量的 25 倍灌服糖络通 2.5 g/kg·d，N 组、D 组灌以等量生理盐水，灌胃容量 10 mL/kg，连续给药 8 周。

4. 标本采集　各组大鼠喂养 8 周后，于代谢笼中收集 24 h 尿，离心，于 -30℃ 冰箱保存待查。禁食 8 h，测尾静脉血糖后，以 0.9% 戊巴比妥钠按 0.2 mL/100 g 对大鼠进行腹腔麻醉，解剖腹部，暴露腹主动脉进行取血；取左肾甲醛固定后送病理，部分做电镜，取右肾微分离肾皮质，立即置于液氮中，用于做 RT - PCR。

5. 检测指标

（1）一般生化指标：体重，空腹血糖，糖化血红蛋白，24 h 尿微量白蛋白定量，肝、肾功能。

（2）病理检查：大鼠左肾固定后送山东中医药大学附院病理科以石蜡包埋，切片，HE 染色后 400 倍光镜观察。3 组各取一份 1 mm³ 大小肾组织固定后送山东省医科院电镜室透射电镜观察。

（3）肾皮质 RAGEmRNA 的半定量 RT - PCR 检测，由山东省医科院完成，具体步骤如下。

1）内参照 GAPDH 引物序列：forward：5′ – GAGGGGCCATCCACAGTCT-TCTG – 3′，reverse：5′ – CCCTTCATTGACCTCAACTACATGGT – 3′ product 470 bp；引物序列 RAGE – forward：5′ – ACTACCGAGTCCGAGTCTACCA – 3′ RAGE – reverse：5′ – GCTCTGACCGAAGCGTGA – 3′ product 240 bp。

2）总 RNA 提取：取 100 mg 组织，加入 1 mLTRIZOL 试剂，以高速匀浆机制备组织匀浆后以 4℃12 000 g 离心 15 分钟，加入氯仿，每 1 mLTR-IZOL 加入 0.2 mL 氯仿，VORTEX 15 秒，混匀。室温 2～3 分钟，4℃ 12 000 g离心 15 分钟后将最上层水相以每 1 mLTRIZOL 试剂中加入 0.5 mL 异丙醇，颠倒混匀，室温孵育 10 分钟，4℃ 12 000 g 离心 10 分钟，弃上清，每管加入以无 RNAase 水配置的 75% 乙醇 1 mL，短暂 VORTEX，4℃ 9 000 g离心 5 分钟。弃上清，室温晾干 10 分钟。每管加入适量的无 RNAase 水，4℃ 溶解 30 分钟。以 eppendorf Biophotometer RNA 模式测定 RNA 浓度及纯度。得到总 RNA 用于 RT – PCR 反应。

3）两步法 RT – PCR 反应检测 Fractalkin mRNA 表达：

①反转录反应：反应体系如下：5 × AMV Buffer 2.0 μL，RNAase Free H₂O 4.5 μL，dNTP Mixture 1.0 μL，RNAase Inhibotor 0.5 μL，AMV Reverse transcriptase 0.5 μL，Oligo dT（18）0.5 μL，总 RNA（≤1 μg）1.0 μL，总体积为 10 μL。混匀后以 42℃ 反应 1 h，后 99℃ 反应 5 min，5℃ 反应 5 min 得到逆转录产物。

②PCR 反应：PCR 反应体系：10 × PCR Buffer 2 μL，MgCl₂ 1.5 μL，GAPDH F（4 μM）0.4 μL，GAPDH R（4 μM）0.4 μL，RAGE F（20 μM）0.4 μL，RAGE R（20 μM）0.4 μL，rTaq 0.2 μL，H2O 10.9 μL，总体积 20 μL。混匀，分成 16 μL，每管加入逆转录产物 4 μL，按下列程序 PCR 反应：95℃变性 3 min，然后以 95℃变性 30 s、60℃变性 40 s、72℃变性 1 min 为 1 个循环，共计 32 个循环，终末以 72℃延伸 5 min。

4）电泳及半定量检测：1.5% 琼脂糖凝胶电泳，Alpha Innotech imager 观察电泳条带存入图像，GAPDH 的产物为 470 bp，RAGE 的产物为 240 bp。以系统的 SPOT DENSITY 软件分别测量内参照和 RAGE 基因扩增条带的密度，以 RAGE 条带的密度与内参照管家基因的密度比值（OD 值）代表基因表达的相对水平。

（四） 统计分析

采用 SAS 统计软件包进行数据分析，采用单因素方差分析。所有计量资料均用（$\bar{\chi} \pm S$）表示。

（五） 实验结果

1. 对大鼠体重、空腹血糖、糖化血红蛋白的影响（见表 15） 与正常对照组相比，糖尿病对照组、糖尿病糖络通治疗组在大鼠体重、空腹血糖、糖化血红蛋白方面无明显差异（$P > 0.05$），说明糖尿病对照组、糖尿病糖络通治疗组血糖控制理想。

表 15 对大鼠体重、空腹血糖、糖化血红蛋白的影响

组别	体重	空腹血糖	糖化血红蛋白
正常对照组	458.09 ± 60.90	6.4 ± 1.47	5.04 ± 0.47
糖尿病对照组	420.90 ± 61.77	6.8 ± 0.96	5.24 ± 0.62
糖尿病糖络通治疗组	436.54 ± 32.38	5.9 ± 0.88	5.56 ± 0.90

注：经统计学分析，三组无显著性差异（$P > 0.05$）。

2. 对大鼠 24 h 尿微量白蛋白定量的影响（见表 16） 与正常对照组相比，糖尿病对照组大鼠 24 h 尿微量白蛋白定量有显著性差异（$P < 0.01$），糖尿病糖络通治疗组无显著性差异（$P > 0.05$），说明糖络通具有消除蛋白尿的作用。

表 16 对大鼠 24 h 尿微量白蛋白定量的影响

组别	24 h 尿微量白蛋白（mg）
正常对照组	9.56 ± 5.56
糖尿病对照组	24.06 ± 11.26 [*]
糖尿病糖络通治疗组	9.69 ± 3.06 [**]

注：经统计学分析，与正常对照组相比 [*] $P < 0.01$，[**] $P > 0.05$。

3. 对大鼠肝肾功能的影响（见表 17） 与正常对照组相比，糖尿病对照组、糖尿病糖络通治疗组在肝肾功能方面无明显差异（$P > 0.05$），说明糖络通对肝肾无不良反应。

表 17　对大鼠肝肾功的影响

组别	ALT	AST	UREA	Cr
正常对照组	60.72 ± 12.55	141.73 ± 28.30	10.48 ± 1.14	56.81 ± 4.99
糖尿病对照组	65.33 ± 25.59	130.67 ± 32.99	10.34 ± 3.35	52.05 ± 3.42
糖络通治疗组	58.75 ± 20.44	130.00 ± 23.05	9.21 ± 1.78	52.13 ± 6.29

注：经统计学分析，三组无显著性差异（$P > 0.05$）。

4. 对大鼠肾皮质 RAGE mRNA 表达的影响（见表 18）　与正常对照组相比，糖尿病对照组大鼠肾皮质 RAGE mRNA（OD 值）有显著性差异（$P < 0.01$），糖尿病糖络通治疗组无显著性差异（$P > 0.05$），说明糖络通具有降低大鼠肾皮质 RAGE mRNA 表达水平的作用。

表 18　对大鼠肾皮质 RAGE mRNA 表达的影响

组别	N	肾皮质 RAGE mRNA（OD 值）
正常对照组	8	1.013 ± 0.044
糖尿病对照组	8	$1.250 \pm 0.129^{*}$
糖尿病糖络通治疗组	10	$1.025 \pm 0.200^{**}$

注：经统计学分析，与正常对照组相比 $^{*}P < 0.01$，$^{**}P > 0.05$。

5. 光镜下病理结果　HE 染色可见正常对照组大鼠组织结构正常；糖尿病对照组大鼠肾小球系膜细胞和系膜基质轻度弥漫性增生，部分肾小球表现为系膜细胞和基质局灶性增生；糖尿病糖络通治疗组肾小球系膜细胞和系膜基质增生不明显。

6. 透射电镜结果　正常对照组大鼠肾小球结构正常，糖尿病大鼠肾小球足突排列紊乱、融合，基底膜轻度增厚，内皮细胞线粒体空泡化，上皮细胞细胞核核膜轻度肿胀、界限不清、内质网肿胀。糖尿病糖络通治疗组肾小球足突规整，基底膜增厚不明显，内皮细胞、上皮细胞无明显改变。

二、临床研究

（一）研究目的

通过临床研究，观察以补肾活血通络法为治则组成的糖络通汤剂治疗早期糖尿病肾病（DN）的临床疗效并探讨其作用机制。

（二） 研究方法

1. 研究设计 采用简单随机、对照的研究方法。

2. 随机 采用完全随机的方法，将受试者按接近 1∶1 的比例随机分配至治疗组和对照组。

3. 对照 选用目前公认的 ACEI 药物做对照，此方案疗效肯定，符合公认有效、可比的原则。

（三） 病例选择

1. 病例来源 所选病例均来自山东中医药大学附属医院内分泌科 2005 年 9 月至 2006 年 11 月的门诊患者。

2. 西医诊断标准 按 WHO 诊断分类标准（1999）确诊的 2 型糖尿病，符合国际公认的 Mogenson 分期中Ⅲ期标准。拟定诊断标准：6 个月内尿检查连续两次尿白蛋白排泄率（UAER）30～300 mg/24 h，并排除心力衰竭、泌尿系感染、酮症酸中毒、原发性高血压等引起尿微量白蛋白增加的因素。

1999 年 WHO 糖尿病诊断标准

空腹血糖（FPG）≥ 7.0 mmol/L（126 mg/dL）；或糖耐量试验（OGTT）中服糖后 2 h 血糖（2 Hpg）≥11.1 mmol/L（200 mg/dL）；或随机血糖≥11.1 mmol/L（200 mg/dL）。

注：1. 以上为静脉血浆测值。如毛细血管全血测值，则空腹血糖≥6.1 mmol/L（110 mg/dL），其他标准相同。

2. 症状不典型者，临床诊断必须经另一天的重复试验所证实。

Mogenson 分期标准

Ⅰ期 肾脏体积增大，肾小球滤过率升高，肾小球入球小动脉扩张，肾小球内压增加；

Ⅱ期 肾小球毛细血管基底膜增厚，尿蛋白排泄率（UAER）多数在正常范围，或呈间歇性增高（如运动后）；

Ⅲ期 早期肾病，出现微量白蛋白尿，即 UAER 持续在 20～200 μg/min（正常 <10 μg/min、30 mg/24 h）；

Ⅳ期 临床肾病，尿蛋白逐渐增多，UAER >200 μg/min，即尿白蛋白排出量 >300 mg/24 h，相当于尿蛋白总量 >0.5 g/24 h，肾小球滤过率下降，可伴有浮肿和高血压，肾功能逐渐减退；

Ⅴ期 尿毒症期，多数肾单位闭锁，UAER 降低，血肌酐、尿素氮升高，血压升高。

3. 中医辨证诊断标准 参照 1997 年国家技术监督局发布的中华人民共和国国家标准《中医临床诊疗术语证候部分》及中国中医药学会消渴病专业委员会制定的分期辨证标准，制定早期 DN 肾虚血瘀证型诊断标准：腰膝酸软，夜尿频多，倦怠乏力，咽干口燥，视物模糊，舌紫暗或有瘀斑，或见舌下静脉怒张，脉沉细涩。中医症状体征量化分级标准见表 19。

表 19 中医症状体征量化分级标准

症状体征	分级		得分
腰膝酸软	正常	无症状或消失	0 分
	轻度	腰膝略感到酸软，不影响日常生活	1 分
	中度	腰膝酸软明显，一般活动即加重，休息可缓解	2 分
	重度	休息时也感到腰膝酸软不适	3 分
夜尿频多	正常	无症状或消失	0 分
	轻度	夜尿略显频多，每夜 2 次	1 分
	中度	夜尿频而量多，每夜 2~3 次	2 分
	重度	夜尿频而量多，每夜 3 次以上	3 分
倦怠乏力	正常	无症状或消失	0 分
	轻度	精力减退，耐力减退，不影响日常生活	1 分
	中度	精神倦怠，一般活动即感到乏力	2 分
	重度	精神疲惫，即使休息也感无力	3 分
咽干口燥	正常	无症状或消失	0 分
	轻度	咽喉微干，稍饮水即可缓解	1 分
	中度	咽喉干燥，饮水能解	2 分
	重度	咽喉干燥难忍，饮水也难缓解	3 分
视物模糊	正常	无症状或消失	0 分
	轻度	国际标准视力表 0.5 到 1.0	1 分
	中度	国际标准视力表 0.1 到 0.5	2 分
	重度	国际标准视力表小于 0.1	3 分

（续表）

症状体征	分级	得分
舌暗淡、舌下脉青筋紫暗怒张或有瘀斑	有	1 分
	无	0 分
脉沉细涩	有	1 分
	无	0 分

4. 病例纳入标准　①符合Ⅲ期 DN 的诊断标准；②符合糖尿病中医辨证肾虚血瘀证；③血压经降压治疗稳定在 140/90 mmHg 以下者。

5. 病例排除标准　①1 型糖尿病患者；②妊娠糖尿病患者；③年龄在 18 岁以下 75 岁以上者；④近 1 个月内合并糖尿病急性并发症：糖尿病酮症酸中毒、糖尿病非酮症性高渗性昏迷、糖尿病低血糖昏迷等；⑤合并有心血管、肝、肾和造血系统等严重原发性疾病者；⑥不合作者（不配合饮食及运动控制或不按规定用药治疗而影响疗效者）；⑦精神病患者。

6. 病例的剔除和脱落　①进入临床试验后，发现受试者不符合纳入标准而被误纳入的病例；②未按规定用药，无法判定疗效，或资料不全等影响安全性判定者；③观察中自然脱离、失访者；④受试者依从性差、发生严重不良事件等，不宜继续接受试验、自行退出者等，均为脱落病例。

（四）　一般资料

本研究共纳入符合早期 2 型糖尿病肾病的诊断标准的患者 71 例，并排除其他疾患所致肾脏病变的情况下，随机分配入组，其中治疗组 37 例，对照组 34 例。患者完成既定的治疗后，进行疗效评价、数据统计、结果分析。

治疗组男性 20 例，女性 17 例，年龄最大者 74 岁，最小者 45 岁，病程最短者 5 年，最长者 18 年；对照组男性 16 例，女性 18 例，年龄最大者 75 岁，最小者 48 岁，病程最短者 5 年，最长者 17 年。

糖尿病肾病同时合并视网膜病变 29 例，合并高脂血症 35 例，合并神经病变 25 例，合并高血压 33 例，合并冠心病 16 例，合并泌尿系感染 5 例。

（五） 治疗方法

1. 基础治疗　①所选患者均进行糖尿病教育，适当运动，低糖低脂优质蛋白饮食；②口服降糖药物或注射胰岛素控制血糖；③合并并发症患者采取对症正规治疗。

2. 药物治疗

（1）治疗组采用基础治疗并加服糖络通胶囊（0.5 g/粒，6 粒/次，3 次/日。由山东中医药大学药剂科提供）。糖络通基本药物组成：西洋参 6 g，生地黄 15 g，淮山药 15 g，山萸肉 12 g，牡丹皮 9 g，枸杞子 12 g，女贞子 15 g，菟丝子 12 g，肉苁蓉 9 g，当归 15 g，益母草 15 g，鬼箭羽 12 g，三七粉 3 g。

（2）对照组采用基础治疗加卡托普利治疗（25 mg/次，3 次/日，规格：25 mg/粒，批准文号：国药准字 H37020331，产地：山东新华制药股份有限公司）。

3. 疗程　两组均连续用药 8 周为 1 个疗程，观察 1 个疗程。

（六） 观察指标

1. 安全性指标　①一般体检项目包括身高、体重、发育、营养、血压等；②血、尿常规，试验前后各检查 1 次；③肝功、肾功、心电图，试验前后各检查 1 次；④观察服用本药后可能出现的任何不良反应/不良事件，如实记录，如腹泻、头晕、头痛、皮疹等。并记录是否需要停药、采取处理措施等。

2. 疗效性指标　①临床症状、体征及舌脉的变化，采用中医症状记分法试验前后各评价 1 次；②空腹血糖（FBS）及餐后 2 h 血糖（2 hPBS），治疗前及治疗 8 周后各测 1 次，治疗中每周测 1 次，采用强生稳步血糖仪（美国强生公司生产）检测；③糖基化血红蛋白（HbA1c），治疗前及治疗 8 周后各测 1 次，采用拜耳 DCA2000 糖基化血红蛋白测定药剂盒；④血脂：胆固醇（TC）、三酰甘油（TG）、高密度脂蛋白（HDL－C）、低密度脂蛋白（LDL－C），治疗前及治疗 8 周后各测 1 次，采用 GOBAS 全自动生化分析仪；⑤血液流变学检测，治疗前及治疗 8 周后各测 1 次，采用

LBY－N6A血流变检测仪；⑥尿白蛋白排泄率（UAER）、尿 β_2 微球蛋白（β_2－MG）检测，治疗前及治疗 8 周后各测 1 次，采用由 OLYMPUS AU2700 全自动血生化仪，以免疫比浊法测定。

（七） 疗效评定标准

参照 2002 版《中药新药临床研究指导原则》。

1. 早期 DN 疗效判定标准　①显效：UAER、β_2－MG 比治疗前减少 30% 以上；②有效：UAER、β_2－MG 较治疗前下降 10%～29%；③无效：各项指标均未达到以上标准。

2. 中医单项症状疗效判定标准　①显效：症状消失或症状改善在 2 级以上；②有效：症状改善 1 级而未消失；③无效：症状无变化。

3. 中医证候疗效判定标准　①显效：临床症状、体征消失，或证候总积分值下降 ≥70%；②有效：临床症状、体征总积分值下降 >30% 但 <70%；③无效：临床症状、体征总积分值下降 ≤30%。

疗效指数 n ＝［（治疗前积分 － 治疗后积分）÷治疗前积分］×100%

4. 早期糖尿病肾病综合总疗效评定标准　①显效：临床症状体征总积分值下降 ≥70%，实验室检查指标（UAER、β_2－MG）基本恢复正常，或较治疗前下降 30% 以上；②有效：临床症状体征总积分值下降 >30% 但 <70%，实验室检查指标（UAER、β_2－MG）有明显改善，或较治疗前下降 10%～29%；③无效：临床症状体征总积分值下降 ≤30%，实验室检查指标（UAER、β_2－MG）无改善，或较治疗前下降不到 10%。

（八） 统计方法

采用 SAS 统计软件包进行数据分析。计量资料采用单因素方差分析，计数资料采用 χ^2 检验，等级资料比较采用 Ridit 分析。所有计量资料均用（$\bar{\chi} \pm S$）表示。

（九） 研究结果

1. 一般资料比较　治疗组与对照组治疗前在年龄、性别、病程、并发症、中医症状积分、血糖、糖化血红蛋白、血脂、血流变、尿微量白蛋白等上差异无显著性，具有良好的可比性。

（1）性别、年龄、病程分布（见表20）

表20　两组性别、年龄、病程分布比较

组别	例数	男性	女性	平均年龄（岁）	病程（岁）
治疗组	37	20	17	59.94 ± 6.24	10.08 ± 3.39
对照组	34	16	18	58.09 ± 6.90	9.35 ± 3.01

注：经统计学分析，性别、年龄、病程均无明显差异 $P > 0.05$，具有可比性。

（2）并发症分布（见表21）。

表21　两组患者并发症分布比较

组别	例数	糖尿病视网膜病变	高脂血症	糖尿病神经病变	高血压病	冠心病	泌尿系感染
治疗组	37	14	21	11	18	9	2
对照组	34	15	14	14	15	7	3

注：经统计学分析，各项指标均无明显差异（$P > 0.05$），具有可比性。

（3）症状体征比较（见表22）

表22　中医单项症状体征比较

症状体征	治疗组（$n = 38$）				对照组（$n = 30$）			
	合计	轻	中	重	合计	轻	中	重
腰膝酸软	30	13	14	3	29	11	12	6
夜尿频多	22	11	9	2	25	12	10	3
倦怠乏力	26	9	11	6	25	8	13	4
视物模糊	14	10	4		15	11	4	
口干咽燥	29	15	9	5	24	12	9	3
舌紫暗或有瘀斑	31				28			
脉沉细涩	26				27			

注：经统计学分析，两组中医单项症状体征比较无明显差异（$P > 0.05$），具有可比性。

（4）两组治疗前生化指标情况的比较（见表23）

123

表 23 　两组治疗前生化指标的比较 $(\bar{\chi} \pm S)$

项目	治疗组 ($n=37$)	对照组 ($n=34$)
FBS（mmol/L）	9.79 ± 1.49	10.02 ± 1.48
2 hPBS（mmol/L）	13.82 ± 1.15	14.12 ± 0.6
HbA1c（%）	9.99 ± 0.89	9.76 ± 1.03
TC（mmol/L）	6.66 ± 1.11	6.38 ± 0.98
TG（mmol/L）	2.02 ± 0.54	1.94 ± 0.64
HDL－C（mmol/L）	0.83 ± 0.34	0.87 ± 0.30
LDL－C（mmol/L）	3.76 ± 0.49	3.70 ± 0.56
全血高切（200/s）	5.60 ± 0.82	5.42 ± 0.68
全血中切（30/s）	6.52 ± 1.07	6.47 ± 0.99
全血低切（3/s）	13.34 ± 2.30	13.62 ± 1.93
血浆黏度（mpas. s）	1.69 ± 0.32	1.68 ± 0.31
纤维蛋白原（g/L）	4.13 ± 0.68	4.23 ± 0.62
β_2－MG（mg/L）	0.46 ± 0.15	0.41 ± 0.12
UAER（mg/24 h）	100.57 ± 38.03	88.74 ± 44.85

注：经统计学分析，两组治疗前各项生化指标均无差异性（$P > 0.05$），具有可比性。

2. 中医症状总疗效（见表 24）　治疗一个疗程后，治疗组、对照组的中医症状总有效率分别为 86.48%、61.76%，两组间比较，有差异性（$P < 0.01$）。

表 24 　两组中医症状总疗效比较

组别	例数	显效	有效	无效	总有效率（%）
治疗组	37	15	17	5	86.48
对照组	34	6	15	13	61.76

注：经统计学分析，两组疗效有显著性差异（$P < 0.01$）。

3. 中医单项症状疗效（见表 25）　治疗 1 个疗程后，治疗组的中医各单项症状中腰膝酸软、夜尿频多、倦怠乏力、视物模糊、口干咽燥治疗后有明显改善，两组间比较有差异性（$P < 0.01$），说明糖络通治疗早期 DN 疗效高于对照组。

表 25　两组中医单项症状疗效比较

症状	治疗组（n = 37）				对照组（n = 34）			
	例数	显效	有效	总有效率（%）	例数	显效	有效	总有效率（%）
腰膝酸软	30	16	9	83.33	29	6	8	48.28
夜尿频多	22	13	6	86.36	25	4	6	40.00
倦怠乏力	26	11	13	92.31	25	9	7	64.00
视物模糊	14	7	4	78.57	15	6	1	46.67
口干咽燥	29	15	9	82.76	24	11	4	62.50

注：经统计学分析，两组疗效有显著性差异（$P < 0.01$）。

4. 对血糖、糖基化血红蛋白的影响（见表 26）　治疗前两组的糖代谢均明显异常。治疗 1 个疗程后，治疗组 FBS、2 hPBS、HbA1c 均明显降低，与治疗前比较有差异性（$P < 0.01$）。但与对照组比较，差异不明显（$P > 0.05$）。

表 26　糖络通对早期 DN 患者血糖、糖基化血红蛋白的影响（$\bar{x} \pm S$）

	治疗组（n = 37）		对照组（n = 34）	
	治疗前	治疗后	治疗前	治疗后
FBS（mmol/L）	9.79 ± 1.49	6.95 ± 0.82*	10.02 ± 1.48	7.27 ± 0.83*
2 hPBS（mmol/L）	13.82 ± 1.15	10.98 ± 1.13*	14.12 ± 0.6	10.63 ± 1.03*
HbA1c（%）	9.99 ± 0.89	7.49 ± 0.63*	9.76 ± 1.03	7.61 ± 0.79*

注：经统计学分析，治疗前后比较* P（$P < 0.01$），与对照组比较，无差异（$P > 0.05$）。

5. 对血脂的影响（见表 27）　治疗前两组的脂代谢均异常。治疗一个疗程后，治疗组 TC、LDL – C 均明显降低，与治疗前比较有差异性（$P < 0.01$）；与对照组比较有差异性（$P < 0.05$），表明糖络通能有效改善早期 DN 患者脂代谢紊乱，且疗效优于对照组。

表27　糖络通对早期 DN 患者血脂的影响 $(\bar{x} \pm S)$

项目	治疗组 （$n=37$）		对照组 （$n=34$）	
	治疗前	治疗后	治疗前	治疗后
TC （mmol/L）	6.66 ± 1.11	$5.51 \pm 0.69^{*\triangle}$	6.38 ± 0.98	$5.96 \pm 0.65^{**}$
TG （mmol/L）	2.02 ± 0.54	1.81 ± 0.37	1.94 ± 0.64	1.90 ± 0.56
HDL-C （mmol/L）	0.83 ± 0.34	0.97 ± 0.32	0.87 ± 0.30	0.89 ± 0.25
LDL-C （mmol/L）	3.76 ± 0.49	$3.41 \pm 0.45^{*\triangle}$	3.70 ± 0.56	3.55 ± 0.61

注：经统计学分析，治疗前后自身比较$^{*}P < 0.01$，$^{**}P < 0.05$，治疗组与对照组比较，$^{\triangle}P < 0.05$。

6. 对血液流变学的影响（见表28）　治疗前两组的血液流变学的各项指标均异常。治疗一个疗程后，治疗组的血液流变学有明显改善，与治疗前比较有显著性差异（$P < 0.01$）；与对照组比较有差异性（$P < 0.05$）；表明糖络通能有效改善早期 DN 患者血流变，且疗效优于对照组。

表28　糖络通对早期 DN 患者血液流变学的影响 $(\bar{x} \pm S)$

项目	治疗组 （$n=37$）		对照组 （$n=34$）	
	治疗前	治疗后	治疗前	治疗后
全血高切 （200/s）	5.60 ± 0.82	$4.87 \pm 0.52^{*\triangle\triangle}$	5.42 ± 0.68	5.16 ± 0.60
全血中切 （30/s）	6.52 ± 1.07	$5.82 \pm 0.51^{*\triangle\triangle}$	6.47 ± 0.99	6.17 ± 0.86
全血低切 （3/s）	13.34 ± 2.30	$11.623 \pm 1.92^{*\triangle\triangle}$	13.62 ± 1.93	12.78 ± 2.06
血浆黏度	1.69 ± 0.32	$1.50 \pm 0.29^{*\triangle\triangle}$	1.68 ± 0.31	1.65 ± 0.27
纤维蛋白原	4.13 ± 0.68	$3.64 \pm 0.47^{*\triangle}$	4.23 ± 0.62	3.98 ± 0.58

注：经统计学分析，治疗前后自身比较$^{\triangle}P < 0.01$，治疗组与对照组比较$^{\triangle}P < 0.01$，$^{\triangle\triangle}P < 0.05$。

7. 对尿微量白蛋白的影响（见表29）　治疗前两组的 UAER、β_2-MG 指标均明显异常。治疗 1 个疗程后，治疗组的两个指标均有明显改善，与治疗前比较有差异性（$P < 0.01$），与对照组比较有差异性（$P < 0.01$）；表明糖络通可以显著降低早期 DN 患者的尿微量蛋白，疗效明显优于对照组。

表29　对尿微量白蛋白的影响（$\bar{\chi} \pm S$）

项目	治疗组（$n=37$）		对照组（$n=34$）	
	治疗前	治疗后	治疗前	治疗后
$\beta_2 - MG$（mg/L）	0.46 ± 0.15	$0.37 \pm 0.13^{*\triangle}$	0.41 ± 0.12	$0.33 \pm 0.09^{*}$
UAER（mg/24 h）	100.57 ± 38.03	$69.57 \pm 30.99^{*\triangle}$	88.74 ± 44.85	$68.38 \pm 34.67^{**}$

注：经统计学分析，两组治疗前后自身比较$^*P < 0.01$，$^{**}P < 0.05$，治疗后组间比较$^\triangle P < 0.01$。

8. 综合疗效比较（见表30）　综合临床症状体征的积分值以及各项检查指标，统计糖络通对早期 DN 患者的综合疗效为：显效率为 29.7%，有效率为 56.8%，总有效率为 86.9%；对照组的总疗效为：显效率为 17.6%，有效率为 41.7%，总有效率为 58.8%；治疗组和对照组总有效率比较有显著性差异（$P < 0.05$），可见糖络通对早期 DN 的总疗效优于对照组。

表30　治疗前后综合疗效比较

组别	例数	显效	有效	无效	总有效率
治疗组	37	29.7%（11）	54.1%（20）	16.2%（6）	83.8%
对照组	34	17.6%（6）	38.2%（13）	44.1%（15）	55.9%

注：经统计学分析，治疗组和对照组比较，有显著性差异（$P < 0.05$）。

（十）　安全性观察

在临床观察过程中，两组患者治疗前后均做了三大常规、肝功、肾功、心电图等监测，未发现异常。临床表现亦未发现患者对药物有过敏反应及不耐受现象，未发现明显不良反应。

三、糖尿病肾病的诊断与治疗

（一）　中医学对糖尿病肾病（DN）的认识

1. 历代医家对糖尿病肾病的认识　中医古籍中没有关于 DN 独立病名的记载，在中医学中既属消渴病，又属肾病。其中有关消渴并发"水肿""水病""尿浊""胀满""吐逆""关格"等的论述与 DN 相近，亦即 DN 属于消渴病的并发症之一。

127

古人对消渴及 DN 病因病机的认识始于《内经》。《素问·奇病论》中记载:"有病口甘者,病名为何?何以得之?岐伯曰:此五气之溢也,名为脾瘅。夫五味入口藏于胃,脾为之行其精气,津液在脾,故令人口甘也。此肥美之所发也,此人必数食甘美而多肥也,肥者令人内热,甘者令人中满,故其气上溢,转为消渴,治之以兰,除陈气也。"《灵枢·本脏》有言"心脆则善病消瘅热中",肺、脾、肝、肾脆"善病消瘅易伤"。《灵枢·通评虚实论》曰:"凡治消瘅仆击、偏枯、痿厥、气满发逆,甘肥贵人,则高梁之疾也。"《灵枢·五变》云:"其心刚,刚则多怒,怒则气上逆,胸中蓄积,血气逆留,髋皮充肌,血脉不行…故为消瘅"。《诸病源候论》言:"其久病变成痈疽,或成水疾。"

其后历代医家亦有诸多记载。《古今录验方》云:"渴而饮水不能多,但腿肿,脚先瘦小,阴痿弱,数小便者,此为肾消病也。"《圣济总录》言:"消渴病久,肾气受伤,肾主水,肾气虚衰,气化失常,开阖不利,能为水肿。"《仁斋直指方》记载:"消渴……甚而水气浸渍,溢于肌肤,则胀为肿满。"《诸病源候论》中说:"其久病变成痈疽,或成水疾。"《卫生家宝》有言:"疾久之,或变为水肿,或发背疮……至死不救。"《证治要诀》论曰:"三消久而小便不臭,反作甜气,在溺中滚涌,更有浮溺面如猪脂,此精不禁,真元竭也。"《杂病源流犀烛》指出:"有消渴后身肿者,有消渴面目足膝肿小便少者。"以上描述的症状与现代医学中糖尿病、糖尿病肾病不同分期的临床表现十分相似。

2. 现代医家对糖尿病肾病的认识 现代医家一般认为 DN 病性属本虚标实,以气阴亏虚为本,痰湿、浊毒、瘀血等为标,病位在肾,连及肝脾、络脉。综合各家观点,基本可概括为脾肾亏虚,气阴两虚,肾虚血瘀,络脉癥瘕以及毒损肾络诸种学说。

(1)气阴两虚学说:时振声认为 DN 的基础是阴虚,病延日久,伤阴耗气导致气阴两虚,最终向阴阳两虚转化。在本虚同时又有标实,即夹瘀、夹湿、夹浊。张基栋认为 DN 病机为消渴日久,阴损及阳,致气阴两伤及阴阳俱虚,阳虚失于温化,膀胱气化失司,小便不利,水湿内停泛溢肌肤。白金柱认为本病以阴虚燥热为主,久则燥热伤气,津亏无以载气,致气阴两虚。肾气阴不足,封藏不固,迁延日久,致精气不足,阴损及阳。

（2）脾肾亏虚学说：程益春认为脾肾亏虚是 DN 的根本，瘀血阻滞贯穿始终，五脏皆损，最终导致阴阳俱虚，标实主要在于瘀血、水湿、浊毒。倪青认为肾虚蒸腾气化不利，升清降浊失职是 DN 的发病关键，病机以脾肾气虚为基础，病位主要在肾，但与脾、肺、肝等脏腑密切相关，瘀血、痰浊、水湿是主要兼挟之邪。

（3）肾虚血瘀学说：仝小林等认为 DN 是消渴病迁延日久所致，久病及肾，封藏不固，精微下泄，开阖失司，发为水肿。其核心病机是气阴两虚，肾气亏损，肾虚血瘀。屠伯言等认为本病的病机特点为肾虚夹瘀，或脾肾阳虚夹瘀或肝肾阴虚夹瘀。王宪波等认为 DN 是在气阴两虚基础上发展而来，气虚运血无力，阴虚血行艰涩；血液运行不畅而瘀阻经脉，形成肾虚血瘀证候。张福生认为，瘀血是本病的发病根源，同时由于湿浊溺毒内停，阻遏气机升降，使病情进一步加重而成恶性循环。

（4）微型癥瘕学说：吕仁和提出了"微型癥瘕形成"学说，认为在病理情况下，大到动脉粥样硬化斑块的形成，小到肾小球系膜外基质的增生积聚甚至胶原成分及其相关细胞因子基因高表达，以及糖基化产物的形成等，都是一个由瘕聚发展为癥积的过程。

（5）毒损肾络学说：南征认为在 DN 发病中瘀、痰、湿等积聚体内，化生毒邪，毒随邪生，毒寓于邪，毒损肾络，肾元不足，最终肾之体用俱病。邓悦等认为 DN 的发生是消渴病日久，缠绵不愈，毒邪内生，循络而行，伤阴耗气，阴损及阳，致阴阳气血失调，脏腑亏损，病变波及三焦、脏腑经络，尤以毒损肾络为病机核心。

3. 肾虚瘀血伤络是早期 DN 的重要病机　导师徐云生教授经过长期的临床实践和研究，认为 DN 患者早期即存在着"虚""瘀"的病理改变，其发病及临床表现符合中医"久病及肾""久病入络"的特点，归属"络病"范畴。提出肾虚瘀血伤络是早期 DN 的重要病机，并以此组方糖络通应用于早期 DN 患者，收到满意效果。

（1）肾虚是早期 DN 之本：糖尿病本发乎肾，病程缠绵日久，肾阴亏耗，阴损及阳，肾阳不化，肾气不足，固摄封藏失职，精微不固，则见少量蛋白尿，多伴有腰膝酸软，耳鸣目眩，咽干口燥，手足心热等症状，故认为蛋白尿与肾关系密切。正如吕仁和教授所言："DN病位主要在肾，病程中始终贯穿着肾元受损的病理；在临床治疗中，除针对消渴病外，还应始终重视护肾培元。"

（2）瘀血为早期DN之标：瘀血为早期DN的病理基础，也是导致DN发生发展的重要因素，故临床DN患者多见面目晦暗、舌暗脉涩等瘀血征象。瘀血的形成与肾之气阴亏虚关系密切；瘀血滞留，痹阻肾络，影响肾之气化，使肾之精气进一步亏虚，肾虚与瘀血互为因果，使DN病情日益复杂严重。

（3）络病是早期DN的特点：导师认为早期DN发病及临床表现完全符合中医"久病及肾""久病入络"的特点，是典型的络病表现，应归属"络病"范畴。消渴日久，气化推动血行无力，久则致瘀，瘀血阻于肾络，气机不相流贯，加重肾络的损伤。血气受阻，滞留为瘀，瘀邪深滞于肾络，影响血液运行，机体内的生理或病理产物不能及时排除或化解，蕴积体内，化生各种毒邪，瘀毒互结，缠绵不去，循络而行，伤阴耗气，阴损及阳，致阴阳气血失调，脏腑亏损，病变波及三焦、脏腑、经络，则百病由生。故瘀阻肾络是DN病情缠绵、久治不愈的重要原因。

（二） 现代医学对糖尿病肾病发病机制的认识

现代医学对糖尿病肾病发病机制的研究并不十分清楚，目前认为，DN的发生可能由多种因素造成，主要机制包括以下几种。

1. 高血糖与DN　糖尿病发生肾脏病变，主要是由于糖代谢紊乱，在肾脏部位发生的生化和机械损伤所致，由于肾脏循环内高血糖与肾组织间作用导致。

（1）晚期糖基化终末产物（AGEs）的生成：高糖状态下蛋白质、核酸等大分子物质发生非酶性糖基化，最终形成不可逆的AGEs，AGEs可能通过以下几种作用造成肾脏损害。①使肾小球基底膜（GBM）成分交联增多；②使循环白蛋白交联，交联后的白蛋白更易透过滤过膜，滤过的白蛋白堆积在系膜区，能促进系膜细胞（MC）增殖及细胞外基质（ECM）增多，导致肾小球硬化；③通过AGEs与细胞上特异的AGEs受体结合而激活细胞，随后释放大量的细胞因子，从而促进ECM合成并抑制其分解，参与肾小球硬化机制；④AGEs刺激脂质过氧化，形成的脂质过氧化物

（LPO）破坏前列环素 2（PGI$_2$）与血栓素 A2（TXA$_2$）之间的平衡，使 TXA$_2$ 的作用增加，致血管收缩及微血栓形成。而脂质过氧化又可促进 AGEs 生成，形成恶性循环，共同促进 DN 的发生、发展。

（2）多元醇通路的激活：在糖尿病高糖条件下，继发性细胞内高葡萄糖可以激活关键的醛糖还原酶（AR），导致葡萄糖大量转化为山梨醇，进而转变成果糖，以致细胞内山梨醇和果糖堆积，形成细胞内高渗状态，导致细胞肿胀破坏，并可引起细胞内肌醇（MI）减少，一磷酸肌醇（PI）合成受限，进而使 Na$^+$ – K$^+$ – ATP 酶活性下降，细胞结构和功能异常，最终引起血流动力学异常，直接影响肾小球及肾小管功能。已有证据表明 AR 基因的不同表达可影响糖尿病慢性并发症的发生。

（3）蛋白激酶 C（PKC）的激活：近年的研究提示 PKC 可能通过以下几条途径导致 DN 损害。①PKC 活化影响肾小球毛细血管透性及细胞增殖，从而改变 GBM 的滤过功能；②PKC 与小球毛细血管基底膜增厚和细胞外基质进行性积聚有关，引起肾小球内 IV 型胶原、纤维连接蛋白及层粘连蛋白增加，使肾小球内转化生长因子 β$_1$（TGF – β$_1$）升高；③PKC 可通过影响血管紧张素 II（Ang II）或其他激素的细胞信号传递过程而损伤肾脏；④PKC 可影响某些特殊基因的转录水平。PKC 通过对底蛋白的磷酸化而广泛参与细胞内信号传导、离子通道调节、基因表达控制等一系列重要过程。

2. 血流动力学障碍与 DN　DM 出现血流动力学改变的原因主要有①高血糖引起肾小球高滤过；②肾素 – 血管紧张素系统（RAS）；③生长激素（GH）、胰高血糖素、前列腺素、一氧化氮（NO）、胰岛素样生长因子（IGF – 1）可能也与之有关。这些因素引起的血流动力学异常参与 DN 发病的机制主要有：①血流动力学改变引起的肾小球的机械牵拉可导致内皮和上皮细胞损伤，增加 ECM 的累积，从而破坏了正常的滤过屏障；②肾脏高循环中 GH、GH 结合蛋白及 IGF 等与相应受体作用后通过内分泌、自分泌或旁分泌等方式，对肾单位产生增加肾血浆流量、提高肾小球滤过率（GFR）及降低肾血管阻力的作用，使肾脏体积增大等来影响肾功能。糖尿病早期肾脏 PGI$_2$ 含量升高，PGI$_2$/TXA$_2$ 比值增加，参与高滤过。后期激肽水平下降，TXA$_2$/PGI$_2$ 比值增加，血管收缩增强，使肾小球滤过率进行性下降，同时激活血小板，使血小板聚集性增加，释放促分裂因子，刺激血管平滑肌及结缔组织增生，增加血管通透性。

3. 内皮素（ET）、一氧化氮（NO）与 DN　ET 借助各种细胞内信号传递通路，实现对肾脏功能的调节。由于多种原因，引起 ET 表达和释放异常，最终导致肾小球系膜细胞增生、肥大，肾小球硬化，肾功能减退。NO 对肾脏具有保护、损伤双重作用。一方面，NO 可抑制血小板、白细胞聚集，减少胶原蛋白及纤维蛋白产生，减少 ECM 合成，有利于防止肾脏纤维化。另一方面，NO 与超氧阴离子结合直接或间接导致脂质过氧化物产生而损伤肾系膜细胞。糖尿病早期 NO 升高，引起肾小球高滤过，长期高滤过导致系膜细胞与基质增生，致肾小球硬化。同时 NO 的细胞抑制和毒性效应损伤血管内皮细胞，增加肾血管通透性。糖尿病晚期 NO 下降，抗细胞增生及基质积聚能力削弱，诱发或加剧了肾小球硬化。

4. 黏附分子（AMS）与 DN　Matsui 等的研究表明细胞间黏附分子 - 1（ICAM - 1）在介导白细胞浸润导致 DN 的过程中不起重要作用，但可作为观察疾病发展的一项指标。Sugimoto 指出在 DM 患者肾小球上 ICAM - 1 表达增加，促进单个核细胞募集，在 DN 早期发生的肾小球高滤过是 ICAM - 1 上调的机制之一。ICAM - 1 及其黏附机制可能与肾小球系膜细胞（MC）增殖，基质增加及系膜区域扩大有关，而且 ICAM - 1 参与和影响 MC 的增殖。Hirata 等报道，DN 患者与其他肾病患者相比，肾小球和间质组织中 P - 、E - 选择素表达明显增高，E - 选择素在球旁毛细血管的表达与间质内 CD14 + 细胞浸润数目相关，表明 E - 选择素在 DN 白细胞浸润过程起重要作用。

5. 细胞凋亡与 DN　Oritz 等认为糖尿病时的高渗状态改变了凋亡调节基因的表达，诱导了细胞凋亡的发生，而这种调节则成为糖尿病肾病发病机制中的一个因子。DN 细胞凋亡的可能机制为：①肾小球内压力显著增高可诱使部分肾脏细胞发生凋亡；②Ang Ⅱ 诱导多种细胞发生凋亡；③在 DN 病程进展中，TGF - β_1 在肾脏中表达显著增加，对肾实质细胞凋亡可能起了促进作用；④研究表明 NO 水平的增减与细胞凋亡相关，NO 可能参与细胞凋亡。

6. 生长因子、细胞因子与 DN　DN 的发病中可能参与的细胞因子有：

白介素-1（IL-1）、转化生长因子（TGF）、肿瘤坏死因子（TNF）、血小板激活因子（PAF）、血小板源性生长因子（PDGF）、胰岛素样生长因子（IGF）和血管内皮生长因子（VEGF）等。有研究提示 GH、IGF-1 轴可能在 DN 的发病中发挥作用，DM 鼠模型建立后不久便出现 IGF-1 水平升高。生长抑素的类似物能减少 IGF-1，从而减轻肾脏肥大和蛋白尿。TGF-β可以刺激各种细胞基质成分 mRNA 的转录，激活细胞基质的降解酶，从而调节细胞外基质的代谢平衡，促进 MC 增殖，诱导某些基质成分的合成而使 ECM 扩展。Ang II 能诱导细胞因子释放，增加 ECM 合成，引起肾小球高压，增加 GBM 的滤过。ET、精氨酸加压素也能促进体外培养的 MC 生长。IL-1、PDGF-β 链及碱性成纤维细胞生长因子（bFGF）具有促进系膜基质糖蛋白生成的作用，而舒血管物质如 NO 却能抑制其生长并调节其他活性肽和生长因子并在早期肾小球高灌注、高滤过中起重要作用。

7. 遗传因素与 DN　遗传因素在 DN 的发生中起着重要作用。①DN 的发病具有相当高的家族聚集性，Seaquist 等报道在有 DN 的 DM 先证者的同胞中有 83% 发生 DN，而无 DN 的先证者的同胞中 DN 的发生率为 17%；②DN 发病率在不同种族间存在很大差异；③DN 与家族性高血压、心血管疾病密切相关，具有高血压及心血管疾病家族史的 DM 患者发生蛋白尿的时间提前，易发生 DN；④遗传因素可影响肾脏对高血糖环境的反应性；⑤MarreM 等研究发现，ACE 基因多态性与 DN 发生相关，插入型 ACE 基因频率在 DN 中降低；⑥有研究显示，胰岛素基因区的多态性、编码硫酸肝素的 Perlecan 基因、AR 基因 5′端的一个微卫星多态性与 DN 的发病有关，而编码 AGES 受体的基因可能是 DN 发病新的候选基因。

（三）　方药探讨

1. 治则治法　根据糖尿病肾病的病机特点，应以补肾活血、化瘀通络为治则。一方面补肾益精，令肾气充足，津液四布，气血通畅，肾络瘀阻渐消。另一方面，通过活血化瘀，令瘀去络通，肾关开合流利，清升浊降，病向痊愈。在治疗早期 DN 过程中当遵循络病"久病当以缓攻，不致重损"的原则，补应通补，攻应缓攻，通补活络，协调阴阳。

2. 组方配伍　经过大量的临床实践与文献调研，结合导师的宝贵经验，精选方药，组方糖络通，药物组成有西洋参、生地黄、淮山药、山萸肉、菟丝子、肉苁蓉、枸杞子、女贞子、牡丹皮、当归、益母草、鬼箭羽、三七。

方中西洋参味甘、微苦，补气养阴、清火生津，生地黄清热凉血、养阴生津，滋而不腻，为"补肾家之要药，益阴血之上品"，二药合而为用，健脾补肺而不温燥，益肾养阴而不滋腻，共为君药。山萸肉补益肝肾，敛精益阴，平补肾之阴阳；山药补脾肾之阴，亦能固精；肉苁蓉、菟丝子温肾阳，在滋阴药中适当加助阳之品，使其"阴得阳升，泉源不竭"；上述药物共为臣药。佐以枸杞子补肝肾、明目，女贞子补肝益肾，乌须明目。糖尿病肾病久病入络，久病致瘀，加牡丹皮、当归、益母草、鬼箭羽、三七活血化瘀之品以消糖尿病瘀毒之标实，其中牡丹皮清热凉血，当归补血活血，益母草活血利水，鬼箭羽解毒化瘀，三七化瘀止血活血，上药共解痰湿瘀热等互结之毒，为佐药。纵观全方攻补兼施、扶正祛邪、协调脏腑阴阳及气血平衡，使元气旺、瘀浊去、肾络通。本方可谓组方严谨，效专力宏，临床治疗达到了预期的效果。

3. 中药溯源

西洋参：味甘、微苦、寒。归心、肺、肾经，补气养阴、清火生津。《本草从新》有云："补肺降火，生津液，除烦倦。虚而有火者相宜。"《本草再新》言："治肺火旺，咳嗽痰多，气虚呵喘，失血劳伤，固精安神，生产诸虚。"《医学衷中参西录》记载："西洋参性凉而补，凡欲用人参而不受人参之温补者，皆可以此代之。"《本草便读》曰："西洋参，清养之力有余，补助之功不足，大抵肺部虚热者宜之。"《本草正义》谓："西洋参，苦寒泻火之品，唯肺胃有热、口燥咽干者颇有捷效。"

生地黄：味甘、苦，性寒，归心、肝、肺经，清热凉血、养阴生津。《神农本草经》曰："填骨髓，长肌肉。"《本草衍义》言："凉血补血，补益肾水真阴不足。此药大寒，宜斟酌用之，多服恐伤人胃气。"《神农本草经疏》谓："此乃补肾家之要药，益阴血之上品。"

淮山药：味甘，性平，归脾、肺、肾经，补肺脾肾、益气养阴。《本草正》曰："山药能健脾补虚，滋养固肾。"《医经溯洄集》记载："干山药，虽独入手太阴经，然其功亦能强阴，且手太阴为足少阴之上源，源既有滋，流岂无益。"《药品化义》论曰："山药，温补而不骤，循循有调肺之功……因其味甘气香，用之助脾……又取其甘则补阳，以能补中益气，温养肌肉，为肺脾二脏要药。"

山萸肉：味酸、涩，性微温，归肝、肾经，补益肝肾、收敛固涩。《神农本草经》言："主心下邪气，寒热，温中，逐寒湿痹，去三虫。"《药性论》载："止月水不定，补肾气，兴阴道，添精髓，疗耳鸣……止老人尿不节。"《汤液本草》曰："滑则气脱，涩剂所以收之，山萸肉止小便利，秘精气，取其味酸涩以收滑之。"

菟丝子：味甘、性温，归肝、肾、脾经，补肾固精、养肝明目、止泻、安胎。《神农本草经》载："主续绝伤，补不足，益气力，肥健人。"《药性论》曰："治男女虚冷，添精益髓，去腰疼膝冷，又主消渴热中。"《景岳全书》言："其性能固，入肝脾肾三经……补髓添精，助阳固泄，续绝伤，滋消渴，缩小便，止梦遗带浊余沥，暖腰膝寒疼，壮气力筋骨，明目开胃，进食肥肌……欲止消渴，煎汤任意饮之。"

肉苁蓉：味甘、咸，性温，归肾、大肠经，补肾阳、益精血、润肠通便。《神农本草经》云："主五劳七伤，补中，除茎中寒热痛，养五脏，强阴，益精气。"《神农本草经疏》曰："肉苁蓉得地之阴气、天之阳气以生，故味甘酸咸，微温无毒……滋肾补精血之要药。"《本草正》述："以其味重而甘温，故助相火，补精兴阳益子嗣，治女人血虚不孕，暖腰膝，坚筋骨，除下焦寒痛；以其补阴助阳，故禁虚寒遗沥泄精，止血崩尿血，以其性滑，故可除茎中寒热涩痛。"《药义明辨》言："其补精血者也，由大益阳中之阴，入心以生血，入胃以化血，乃统于脾，纳于肝，归于肾之血海而能化精。甄权云：大补壮阳者，盖谓其大益阳中之阴，令肾肝阴气自裕而阴中之阳益强。"

枸杞子：味甘、平，归肝、肾经，补肝肾、明目。《本草经集注》论其"补益精气，强盛阴道"。《本草通玄》述："枸杞子，补肾益精，水旺则骨强，而消渴、目昏、腰疼膝痛无不愈矣。按枸杞平而不热，有补水制火之能，与地黄同功。"《本草正》有言："枸杞，味重而纯，故能补阴，阴中有阳，故能补气。所以滋阴而不致阴衰，助阳而能使阳旺……其功则明耳目，添精固髓，健骨强筋，善补劳伤，尤止消渴，真阴虚而脐腹疼痛不止者，多用神效。"

女贞子：味甘、苦，性凉，归肝、肾经，补肝益肾、乌须明目。《本草备要》记载："益肝肾，安五脏，强腰膝，明耳目，乌须发，补风虚，除百病。"

牡丹皮：味苦、辛，性微寒，归心、肝、肾经，清热凉血、活血散瘀。《神农本草经疏》论曰："辛能行血，苦能泄热，故能除血分邪气，及瘕坚瘀血留舍肠胃，脏属阴而藏精，喜清而恶热，热除则五脏自安矣。"《本草备要》言其"泻伏火而补血……和血凉血而生血，血热则枯，凉则生。破积血，积瘀不去则新血不生。"《本草汇言》云："牡丹皮，凡一切血气为病，统能治之。盖其气香，香可以调气而行血；其味苦，苦可以下气而止血；其性凉，凉可以和血而生血；其味又辛，辛可以推陈血而致新血也……牡丹皮本入血分，凉血热之要药，然能行血，是其专职，虽有和血、生血、调血之功，必兼大滋养药乃可。"

当归：味甘、辛，性温，归肝、心、脾经，补血、活血、调经、止痛、润肠。《神农本草经》记载当归："主咳逆上气……妇人漏下，绝子，诸恶疮疡、金疮。"《神农本草经疏》言："当归禀土之甘味，天之温气……甘以缓之，辛以散之，润之，温以通之畅之，入手少阴、足厥阴，亦入足太阴，活血、补血之要药。"《本草正》曰："当归，其味甘而重，故专能补血，其气轻而辛，故又能行血，补中有动，行中有补，诚血中之气药，亦血中之圣药也。"《轩岐救正论》云："当归气辛味甘而性主动，补中有行，行中得补，虽非纯补，亦赞行功也；盖血属阴，体属静，静中寓动，动静得平，庶无患耳。静太过则血滞，动有余则血溢。"

益母草：味苦、辛，性微寒，归肝、辛、膀胱经，活血调经、利水消肿。《神农本草经》有言："茎主瘾疹痒，可作浴汤。"《本草拾遗》论曰："主浮肿下水，兼恶毒肿。"《本草纲目》载其"活血、破血、调经、解毒，治胎漏难产，胎衣不下，血晕，血风，血痛，崩中漏下，尿血，泻血。"

鬼箭羽：味苦、辛，性寒，归肝经，破血通经、除痹止痛。《本经逢原》云其"专散恶血"。《本草求原》曰："专治恶气而血瘀滞者，亦疗血晕、血结聚于胸胁，及经闭、历节痹痛。"《药性论》说："破陈血……主中恶腰腹痛。"

三七：味甘、微苦，性温，归肝、胃经，化瘀止血、活血定痛。《本草纲目》云："味甘微苦，乃阳明、厥阴血分之药，故能治一切血病。"《本草求真》论曰："三七气味苦温，能于血分化其血瘀。故凡金刃刀箭所伤，及跌扑杖疮血出不止，嚼烂涂之，或为末掺，其血即止。且以吐血、衄血、下血、血痢、崩漏、经水不止、产后恶露不下，俱宜自嚼，或为末，米饮送下即愈。"《医学衷中参西录》说："三七，善化瘀血，又善止血妄行，为吐衄要药……化瘀血而不伤新血，允为理血妙品。"

4. 现代药理研究

西洋参：①降糖作用：美国西洋参影响健康人和 2 型糖尿病患者饭后血糖水平的单盲及安慰剂对照的小规模临床试验结果表明饭前 40 min 服西洋参可降低健康人和糖尿病患者的饭后血糖水平。给小鼠腹腔注射西洋参多糖，12 h 后血糖含量比对照组下降了 12%，24 h 后下降了 28%。②降脂作用：观察西洋参总皂苷对四氧嘧啶高血糖大鼠血糖、血脂和血清胰岛素水平的影响，结果显示西洋参总皂苷 54 mg/kg·d、27 mg/kg·d 和 13.5 mg/kg·d 的 3 级剂量均能明显降低高血糖大鼠血糖、血清总胆固醇和三酰甘油的水平，且提高血清高密度脂蛋白和胰岛素含量。

生地黄：降血糖作用：地黄提取物（主要为多糖）对链佐星所致小鼠高血糖有降低作用；对正常兔血糖有降低作用；生地黄水煎液能对抗实验性甲状腺激素过多大鼠之肾脏 β 受体结合容量降低，使之恢复正常，是生地黄"滋阴"的重要作用机制之一。

淮山药：山药水煎剂 30 g/kg 和 60 g/kg 给小鼠灌胃 10 日，可以降低正常小鼠的血糖，对四氧嘧啶引起的小鼠糖尿病有预防及治疗作用，并可对抗由肾上腺素或葡萄糖引起的小鼠血糖升高；山药粥能预防灌服食醋造成的大鼠实验性脾虚，对大鼠脾虚模型引起的便溏等症状有预防和治疗作用。

山萸肉：山萸肉醇提取物以 7 g/kg 剂量对四氧嘧啶性和肾上腺素性糖尿病模型大鼠灌服 7 天，可明显降低其高血糖；还可明显抑制 ADP 诱导的糖尿病大鼠血小板聚集的增加和血液黏度的升高。

菟丝子：对内分泌系统的影响：菟丝子醇提物（SCE）具有促性腺激素（HCG）样作用，作用于下丘脑－垂体－性腺轴来调节机体的生殖内分泌。已有实验证明菟丝子"补肾壮阳"作用是通过提高垂体对 LRH 的反应性及卵巢对 LH 的反应性，从而使下丘脑－垂体－卵巢轴的调节功能得以改善。

肉苁蓉：有补肾助阳功效，能抗寒、抗缺氧和抗疲劳。实验表明肉苁蓉能显著增强正常及"阳虚"小鼠的体力，其醇提取物可通过影响脑内单胺类神经递质含量而增强垂体－性腺功能。对内分泌系统有调节作用，对肾功能有一定的保护作用。对神经递质的含量有一定的影响，能提高小鼠的智力、记忆力和性功能。

枸杞子：①延缓衰老作用：枸杞提取液 0.5 mg/kg 小鼠灌胃，共 20 日，可明显抑制肝 LPo 生成，并使血中谷胱过氧化物酶（GSH－Px）活力和红细胞超氧化物歧化酶（SOD）活力提高；人体试验显示可明显抑制血清 LPo 生成，使血中 GSH－Px 活力增高，但红细胞 SOD 活力未见升高，提示枸杞提取液具有延缓衰老作用。②降血糖：枸杞提取物可显著而持久降低大鼠血糖，增加糖耐量，且毒性较小。

女贞子：①降血糖作用：女贞子水煎剂 15 g/kg、30 g/kg 给小鼠灌胃，连续 10 日，可以降低正常小鼠的血糖，对四氧嘧啶引起的小鼠糖尿病有预防和治疗作用，并可对抗肾上腺素或葡萄糖引起的血糖增高。②降血脂作用：有效成分齐墩果酸对实验性高脂血症大鼠和兔有明显的降血脂作用，能明显降低血清总胆固醇、过氧化脂质水平，降低动脉壁总胆固醇含量及粥样硬化斑块发生率，具有改善微循环的作用。

牡丹皮：牡丹皮的有效成分是牡丹酚。①对微循环的作用：用牡丹酚溶液滴在肠系膜上，毛细血管中红细胞平均速度增快，毛细管管径增大，表明对局部微循环有促进作用。②抗血栓：牡丹皮在体外有显著抗凝作用，可以降低全血表观浓度，降低血细胞比容，降低红细胞聚集性和血小板黏附性，增强红细胞的变形能力。③降脂作用：研究发现可减轻高脂血症大鼠血清，主动脉及肝脏脂质过氧化反应，抑制低密度脂蛋白的体外氧化反应，从而保护血管内皮细胞。

当归：①降低血小板聚集及抗血栓作用：当归水煎剂 100~500 mg/mL，在试管内能抑制 ADP 和胶原诱导的大鼠血小板聚集，静注本品 20 g（生药）/kg 5 分钟后对 ADP 和胶原诱导的大鼠血小板聚集有明显抑制作用。

3H–5HT标记血小板实验，见到当归水剂500 mg/mL对凝血酶诱导的血小板聚集有明显抑制作用。②降血脂及对动脉硬化的影响：当归粉1.5 g/kg口服对大白鼠及家兔实验性高脂血症有降低血脂作用。含5%当归粉的食物及相当于此量的当归油及其他提取物，对实验性动脉硬化大白鼠的病变主动脉有一定保护作用。当归及其成分阿魏酸的抗氧化和自由基清除作用对血管壁具有保护内膜不受损伤的作用，使脂质在动脉壁的进入和移出保持正常的动态平衡，也不利于血小板黏附和聚集于血管壁上；其降胆固醇作用可抑制脂质沉积于血管壁；其抗血小板功能作用又可阻止附壁血栓形成。

益母草：①对心血管的作用：益母草对离体豚鼠心脏，用异丙肾上腺素造成心肌缺血模型，能显著增加冠脉流量及相当显著地减慢心率。静注益母草制剂使麻醉犬明显增加冠脉流量，降低冠脉阻力，减慢心率及减少输出量和左心室做功的作用。②抗血小板聚集及抗血栓形成：体外实验证明，益母草及其提取物有拮抗ADP诱导的正常动物血小板聚集作用。体内实验亦证明益母草能显著减少外周循环中的血小板总数和肺泡壁毛细血管内血小板及其聚集物。益母草对兔肺循环红色血栓有显著溶解作用。益母草还有增强机体的细胞免疫等作用。

鬼箭羽：①降血糖作用：用腹腔注射四氧嘧啶溶液20 mg/kg造模糖尿病小鼠，给予鬼箭羽水煎液灌胃，结果表明鬼箭羽能够降低糖尿病小鼠的血糖，同时明显降低糖尿病小鼠的高、低切变率下的全血黏度，以及调节血脂代谢的作用，说明鬼箭羽对于糖尿病及其慢性并发症有积极的防治作用。②降血脂作用和改善血液流变学：大剂量鬼箭羽能降低2型糖尿病大鼠血清TC、TG、血清游离脂肪酸（FFA）以及提高HDL–C，明显降低糖尿病大鼠的全血黏度、血浆黏度和红细胞刚性指数，使造模大鼠耳郭毛细血管输入输出管径比明显增大，血液流速显著加快。

三七：①降血糖作用：三七皂苷C1腹腔注射400 mg/kg能使四氧嘧啶糖尿病小鼠的血糖降低34%，效应随连续给药而增强，并呈量效关系，与胰岛素的降糖效应无协同或拮抗作用。②对心血管的作用：三七在降低血压情况下尚能增加冠状动脉血流量，并降低心肌耗氧量，减轻心脏的工作量，对治疗冠心病有利。三七总皂苷有扩张血管、降低血压、抗脂质过氧化、抗动脉粥样硬化及抗休克作用。三七尚有降血脂、抗利尿、抗氧化、抗衰老、抗实验性肝损伤、抗溃疡及促进蛋白合成等作用。

（四） 疗效及机制分析

1. 对中医症状的总疗效　临床观察结果显示，糖络通对早期 DN 患者的中医症状有显著的治疗作用，总有效率为 86.48%，对照组中医症状总有效率为 61.76%，经统计学处理，两组间比较有差异性（$P < 0.05$），糖络通治疗早期 DN 疗效高于对照组。糖络通组对中医单项症状腰膝酸软、夜尿频多、倦怠乏力、视物模糊、口干咽燥等症状较治疗前有明显改善，经统计学处理，有差异性（$P < 0.05$）；其中夜尿频多、倦怠乏力、口干咽燥更加显著。综合各症状变化说明糖络通具有很好补肾活血通络之功，验证了我们对早期 DN 病因病机及治法理论认识的正确性。

2. 辅助改善糖代谢　长期高血糖引起肾小球高灌注、高滤过，跨毛细血管的压力增加，使血浆蛋白在毛细血管襻沉积，基底膜增厚。这种压力的增高可使系膜细胞增生，系膜基质的合成增加，最终引起肾小球硬化。动物实验表明，实验组大鼠与对照组大鼠的体重、血糖和糖基化血红蛋白经统计学处理没有明显差异性（$P > 0.05$）。临床研究表明，糖络通组可有效降低空腹血糖、餐后 2 小时血糖和糖基化血红蛋白，治疗前后经统计学处理有差异性（$P < 0.05$）；和对照组比较无差异性（$P > 0.05$）。通过治疗前后比较，血糖及糖化血红蛋白控制有差异性，说明糖络通对改善早期 DN 患者的糖代谢有很好的辅助作用。糖络通可以通过其有效的辅助降糖作用来改善微循环，使胰岛素刺激的组织可以有效地对葡萄糖进行摄取和利用，从而有效控制高血糖。

3. 降低 RAGE mRNA 的表达水平　高糖状态下蛋白质、核酸等大分子物质发生非酶性糖基化，最终形成不可逆的晚期糖基化终末产物（AGEs）。AGEs 与细胞上特异的 AGEs 受体结合后激活细胞，释放出大量的细胞因子，从而促进 ECM 合成及抑制其分解，参与肾小球硬化机制。动物实验表明，与对照组相比，糖络通可以有效地降低大鼠肾组织 RAGE mRNA 的表达水平，证实糖络通对 DM 大鼠的肾脏具有保护作用，其机制可能与直接或间接抑制肾脏 RAGE mRNA 表达，进而减轻 AGEs - RAGE 之间的相互作用有关。

4. 降低血脂，调节脂代谢紊乱　脂质代谢紊乱、低密度脂蛋白刺激系膜细胞增生，继而发生肾小球硬化，促使肾功能恶化。高脂血症的存在和脂蛋白a（LP-a）的升高可加速DN的进展，而肾脏病进展、肾功能减退亦可加重高脂血症。因此，纠正和控制脂代谢紊乱在预防和治疗DN方面具有特殊意义。临床研究表明，经糖络通治疗后，患者的高血脂状态得到一定程度的改善，TC、LDL-C明显降低，其改善结果优于对照组，组间比较有差异性（$P < 0.01$），但对于降低TG、升高HDL-C方面疗效不明显。本方组成药物中牡丹皮、枸杞子、女贞子、益母草、鬼箭羽、三七等均有降低血脂疗效。提示本方参与脂代谢的调节是其防治DN的途径之一。

5. 改善血液流变学　DN患者大都出现血液流变学的异常，血液呈高凝状态，全血黏度与血小板黏附率增高，且其严重程度与DN的轻重成正相关。这些都可以归属到中医的"血瘀证"范畴。血黏度增加，红细胞聚集能力增强，变形能力下降，可引起外周血管阻力增加，血管缺血缺氧，损害血管内皮细胞的功能和结构，引起管腔狭窄，血流缓慢，而产生DN。对DN患者进行血液流变学动态检测和及时抗凝、溶栓等综合治疗有重要的意义。临床研究证明，糖络通对早期DN患者血液流变学的各项指标均具有良好的改善作用，与对照组比较有显著差异性（$P < 0.05$），提示糖络通对早期DN有积极的治疗作用。糖络通方中牡丹皮、益母草、鬼箭羽、三七等药理研究证明均能改善全血黏度、血浆黏度，改善微循环。

6. 降低肾小球高滤过，降低或消除蛋白尿　DN是一个慢性的过程，早期可为间歇性的，微量白蛋白尿是其最主要的临床表现，随病程进展病情加重，出现持续性蛋白尿，即临床DN期。目前一致认为微量白蛋白尿是早期DN的一项重要诊断指标，尿微量白蛋白与DN患者的预后有一定关系。临床研究证实，糖络通能有效改善DN患者肾脏的微循环，降低或消除蛋白尿，治疗前后比较有显著性差异（$P < 0.05$），与对照组比较有差异性（$P < 0.05$），动物实验表明在使用胰岛素控制血糖的同时合用糖络通可以有效地预防尿微量蛋白的产生。说明糖络通对减低或消除蛋白尿有明显疗效。提示糖络通对早期DN肾小球的高滤过有明显的缓解作用，从而减轻肾脏负担，延缓了DN的进展。

（俞博、黄延芹、徐灿坤）

第三节　补肾活血通络法治疗早期糖尿病肾病的临床研究

糖尿病是一种以高血糖为主要特征的可影响人体多器官和多系统的代谢紊乱综合征。糖尿病肾病（DN）是糖尿病的特征性并发症，发病率逐年增高，成为糖尿病患者致死致残的重要原因之一。在美国，糖尿病患者比非糖尿病患者肾衰竭的发生率高 17 倍，DN 占糖尿病患者的 35%，是终末期肾病的主要原因。在国内，向红丁对全国 24 000 例住院糖尿病患者的调查结果显示，DN 患病率约为 33%，其中早期肾病 18.0%，临床期肾病 13.2%。最近研究显示 DN 的患病率与病死率都逐年增加，成为影响人们健康生活的重要原因。

随着糖尿病发病率的逐年提高，对 DN 的治疗研究已是目前医学界广泛关注的重要命题之一，但时至今日尚无针对性治法。目前西医学公认的治疗是在控制血糖血压的前提下，给予 ACEI 类药物，其优点如下：①降低肾小球跨毛细血管压力从而纠正高滤过状态，减少了蛋白尿；②降低系膜细胞对大分子物质的吞噬作用，从而减少了因蛋白尿导致的系膜细胞增生及小管间质纤维化；③促进基质蛋白酶降解，使已形成的细胞基质部分得以降解。但由于治疗缺乏针对性，仍不能有效地控制 DN 的进程。而且 DN 一旦出现肾衰竭，往往难以逆转，所以 DN 的早期诊断对防治 DN 具有重要的意义。

临床研究证明中医药干预早期 DN，可以改善患者的临床症状，延缓和阻止肾脏损害的病程进展，保护肾功能，提高 DN 患者生存质量，而且不良反应小。因此，寻求有效的中医药治疗，并深入研究其机制，有重要的理论意义和实用价值。大量临床实践表明，糖尿病的中西医结合综合治疗从整体调节入手，灵活辨证施治，在 DN 的早期防治方面显现出了明显优势，为世界医学所瞩目。

导师徐云生教授经过长期的临床实践和大量的文献调研，提出肾虚瘀血伤络是早期 DN 的重要病机，并以此组方糖络通应用于早期 DN 患者，收到满意效果。本节试图系统探讨糖络通治疗早期 DN 的机制，以进一步验证补肾活血通络法治疗早期DN的临床疗效。

一、临床研究

（一） 病例选择

1. 病例来源　所选病例均来自山东中医药大学附属医院内分泌科 2003 年 9 月至 2005 年 12 月的住院患者。

2. 西医诊断标准

（1）糖尿病：采用 1997 年美国糖尿病协会（ADA）提出的糖尿病诊断标准。①有糖尿病症状，且任意血糖 > 11.1 mmol/L；②空腹血糖 > 7.0 mmol/L；③口服葡萄糖耐量试验（OGTT）餐后 2 h 血糖 > 11.1 mmol/L。症状不典型者，需另一天再次证实。

（2）早期糖尿病肾病：有确切糖尿病病史，符合国际公认的 Mogenson 分期中Ⅲ期标准，结合王海燕主编的《肾脏病学》（第四版），拟定诊断标准：6 个月内尿检查连续两次尿白蛋白排泄率（UAER） 20 ~ 200 μg/min，或 30 ~ 300 mg/24 h，并排除心力衰竭、泌尿系感染、酮症酸中毒、原发性高血压等引起尿微量白蛋白增加的因素。

3. 中医辨证诊断标准　参照 1997 年国家技术监督局发布的中华人民共和国国家标准《中医临床诊疗术语证候部分》及中国中医药学会消渴病专业委员会制定的分期辨证标准，制定早期 DN 肾虚血瘀证型诊断标准：腰膝酸软，夜尿频多，倦怠乏力，咽干口燥，视物模糊，舌紫暗或有瘀斑，或见舌下静脉怒张，脉沉细涩。

4. 病例纳入标准　①符合糖尿病及Ⅲ期 DN 的诊断标准；②符合糖尿病中医辨证肾虚血瘀证；③血压经降压治疗稳定在 140/90 mmHg 以下者。

5. 病例排除标准　①1 型糖尿病患者；②妊娠糖尿病患者；③年龄在 18 岁以下 75 岁以上者；④近 1 个月内合并糖尿病急性并发症：糖尿病酮症酸中毒、糖尿病非酮症性高渗性昏迷、糖尿病低血糖昏迷等；⑤合并有心血管、肝、肾和造血系统等严重原发性疾病者；⑥不合作者（不配合饮食及运动控制或不按规定用药治疗而影响疗效者）；⑦精神病患者。

6. 病例的剔除和脱落　①未按规定用药，无法判定疗效，或资料不全等影响安全性判定者；②观察中自然脱离、失访者；③受试者依从性差、发生严重不良事件等，不宜继续接受试验、自行退出者等，均为脱落病例。

（二） 一般资料

1. 病例分组　将入选的符合标准的 68 例患者随机分为两组，治疗组 38 例，对照组 30 例。

2. 一般情况

（1） 性别分布 （见表 31）

表 31　两组性别分布比较

组别	例数	男性	女性	χ^2	P
治疗组	38	21	17		
对照组	30	16	14	0.074 6	> 0.05

注：经 χ^2 检验，$\chi^2 = 0.074\ 6$，$P > 0.05$，具有可比性。

（2） 年龄分布 （见表 32）

表 32　两组年龄分布比较

组别	例数	年龄分布 （岁）					平均年龄 （岁）	U	P
		< 40	40 ~	50 ~	60 ~	70 ~	$\bar{\chi} \pm S$		
治疗组	38	2	5	13	12	6	58.21 ± 7.87		
对照组	30	1	4	11	10	4	57.67 ± 6.36	0.19	> 0.05

注：经 Ridit 分析，$U = 0.19$，$P > 0.05$，具有可比性。

（3） 病程分布 （见表 33）

表 33　两组病程分布比较

组别	例数	5 ~	10 ~	15 ~
治疗组	38	17	15	6
对照组	30	15	11	4

注：经 Ridit 分析，$P > 0.05$，具有可比性。

（4）并发症分布（见表34）

表34 两组患者并发症分布比较

组别	例数	糖尿病神经病变	糖尿病视网膜病变	高血压病	冠心病	高脂血症
治疗组	38	23	28	18	15	12
对照组	30	21	22	15	13	10

注：经 χ^2 检验，$\chi^2 = 0.11$，$P > 0.05$。

（5）症状体征比较（见表35）

表35 中医单项症状体征比较

症状体征	合计	治疗组（38）			合计	对照组（30）		
		轻	中	重		轻	中	重
腰膝酸软	30	9	16	5	25	7	14	4
夜尿频多	25	6	15	4	22	5	14	3
倦怠乏力	29	11	13	5	26	10	12	4
视物模糊	28	11	14	3	22	9	10	3
口干咽燥	20	8	10	2	18	5	12	1
舌紫暗或有瘀斑	30	9	16	5	24	7	13	4
脉沉细涩	32	10	17	5	28	8	15	5

注：两组中医单项症状体征比较无明显差异（$P > 0.05$），具有可比性。

（6）两组治疗前糖代谢情况的比较（见表36）

表36 两组治疗前血糖、糖基化血红蛋白的比较

项目	治疗组（38）	对照组（30）
FBS（mmol/L）	10.34 ± 2.08	10.89 ± 1.97
2 hPBS（mmol/L）	13.90 ± 1.80	14.23 ± 2.05
HbA1c（%）	9.83 ± 1.60	9.22 ± 1.50

注：两组治疗前血糖、糖基化血红蛋白均无差异性（$P > 0.05$），具有可比性。

（7）两组治疗前血脂情况的比较（见表 37）

表 37　两组治疗前血脂情况的比较

项目	治疗组（38）	对照组（30）
TC（mmol/L）	7.40 ± 0.72	7.34 ± 0.89
TG（mmol/L）	2.96 ± 0.77	3.05 ± 0.76
HDL－C（mmol/L）	0.94 ± 0.08	0.93 ± 0.06
LDL－C（mmol/L）	4.03 ± 0.75	4.02 ± 0.72

注：经 t 检验，两组治疗前血脂无显著性差异（$P > 0.05$），具有可比性。

（8）两组治疗前血液流变学的比较（见表 38）

表 38　两组治疗前血液流变学情况

项目	治疗组（38）	对照组（30）
全血黏度低切（mpa.s）	11.80 ± 1.19	11.75 ± 1.09
全血比还原高切黏度（mpa.s）	11.58 ± 1.39	11.55 ± 1.38
全血比还原低切黏度（mpa.s）	26.96 ± 1.94	26.94 ± 1.03
血浆黏度（mpa.s）	1.86 ± 0.37	1.89 ± 0.32
红细胞比容（%）	45.38 ± 1.93	45.39 ± 1.58
纤维蛋白原（mg/L）	4.90 ± 0.54	4.89 ± 0.60

注：经 t 检验，两组治疗前血液流变学无显著性差异（$P > 0.05$），具有可比性。

（9）两组治疗前尿微量白蛋白的比较（见表 39）

表 39　两组治疗前尿微量白蛋白的比较

项目	治疗组（38）	对照组（30）
β_2－MG（μg/L）	0.37 ± 0.11	0.35 ± 0.09
UAER（μg/min）	84.5 ± 17.2	90.5 ± 18.6

注：经 t 检验，两组治疗前尿微量白蛋白无显著性差异（$P > 0.05$），具有可比性。

（10）两组治疗前内皮功能的比较（见表 40）

表 40　两组治疗前内皮功能的比较

项目	治疗组（38）	对照组（30）
NO（pg/mL）	120.50 ± 27.72	118.49 ± 25.90
ET（pg/mL）	76.29 ± 14.86	69.25 ± 13.29

注：经 t 检验，两组治疗前内皮功能无显著性差异（$P > 0.05$），具有可比性。

（三）治疗方法

1. 基础治疗　①所选患者均进行糖尿病教育及运动控制，并给予低糖低脂饮食，限制蛋白摄入；②口服格列喹酮（糖适平）或注射胰岛素控制血糖；③合并冠心病者用硝酸酯类等药物治疗。

2. 药物治疗

（1）治疗组采用基础治疗并加服糖络通水煎剂（中药按 1 ∶ 5 的容积比用水浸泡 30 min，煎煮 40 min，煎煮两次，滤取两次煎液约 300 mL，早晚各一次温服，日一剂）。糖络通药物组成：生黄芪 30 g，生地黄 12 g，山药 30 g，山萸肉 12 g，牡丹皮 9 g，泽兰 12 g，菟丝子 12 g，肉苁蓉 9 g，鬼箭羽 12 g，丹参 15 g，水蛭 3 g，熟大黄 6 g，全蝎 6 g。

随症加减：口渴甚者，加五味子、乌梅、天花粉；四肢欠温、腰膝酸软者，加肉豆蔻、补骨脂；视物模糊者，加谷精草、青葙子；手足心及周身烦热者，加麦冬、石斛。

（2）对照组采用基础治疗加科素亚治疗（50 mg/次，1 次/日，规格：50 mg/粒，批号：国药准字 X20000371，产地：杭州默沙东制药有限公司）。

3. 疗程　两组均连续用药 8 周为 1 个疗程，观察 1 个疗程。

（四）观察指标

1. 安全性指标　①一般体检项目，包括身高、体重、发育、营养、血压等；②血、尿、大便常规，试验前后各检查 1 次；③肝功、肾功、心电图，试验前后各检查 1 次；④不良反应：观察服用本药后有无不适感觉，并结合血、尿、大便常规和肝、肾功能检查，观察本药有无不良反应。

2. 疗效性指标　①临床症状、体征及舌脉的变化，采用中医症状记分法试验前后各评价 1 次；②空腹血糖（FBS）及餐后 2 h 血糖（2hPBS），治疗前及治疗 8 周后各测 1 次，治疗中每周测 1 次，采用静脉血浆葡萄糖法检测；③糖基化血红蛋白（HbA1c），治疗前及治疗 8 周后各测 1 次，采用拜耳 DCA2000 糖基化血红蛋白测定药剂盒；④血脂：胆固醇（TC）、三酰甘油（TG）、高密度脂蛋白（HDL－C）、低密度脂蛋白（LDL－C），治疗前及治疗 8 周后各测 1 次，采用 GOBAS 全自动生化分析仪；⑤血液流变学检测，治疗前及治疗 8 周后各测 1 次，采用 LBY－N6A 血流变检测仪；⑥尿白蛋白排泄率（UAER）、尿 β_2 微球蛋白（β_2－MG）检测，治疗前及治疗 8 周后各测 1 次，采用由 OLYMPUS AU2700 全自动血生化仪，以免疫比浊法测定。⑦血浆内皮素（ET）、一氧化氮（NO），放射免疫法测定，治疗前及治疗 8 周后各测一次。

（五） 疗效评定标准

参照 1999 年 WHO 糖尿病专家咨询报告、原卫生部《中药新药治疗临床研究的指导原则》、糖尿病肾病参照《中药新药治疗慢性肾小球肾炎的临床研究指导原则》。

1. 疾病疗效判定标准 ①显效：临床症状、体征消失，或证候总积分值下降≥70%；②有效：临床症状、体征总积分值下降＞30% 但＜70%；③无效：临床症状、体征总积分值下降≤30%。

疗效指数 $n = $［（治疗前积分－治疗后积分）÷治疗前积分］×100%

2. 中医单项症状疗效判定标准 ①显效：症状消失或症状改善在 2 级以上；②有效：症状改善 1 级而未消失；③无效：症状无变化。

3. 糖尿病血糖疗效判定标准 ①显效：FBS 及 2 hPBS 恢复至正常或下降超过治疗前的 40%，HbA1c 值恢复正常或下降超过治疗前的 30%；②有效：FBS 及 2 hPBS 下降超过治疗前的 20% ～39%，HbA1c 值下降超过治疗前的 10% ～29%；③无效：各项指标均未达到以上标准。

4. 早期 DN 疗效判定标准 ①显效：UAER、β_2－MG 比治疗前减少 30% 以上；②有效：UAER、β_2－MG 较治疗前下降 10% ～29%；③无效：

各项指标均未达到以上标准。

5. 早期糖尿病肾病综合总疗效评定标准 ①显效：临床症状体征总积分值下降≥70%，实验室检查指标（如血糖、血脂、血流变、尿微量蛋白和内皮功能等）基本恢复正常，或较治疗前下降30%以上；②有效：临床症状体征总积分值下降 >30% 但 <70%，实验室检查指标（如血糖、血脂、血流变、尿微量蛋白和内皮功能等）有明显改善，或较治疗前下降10% ~29%；③无效：临床症状体征总积分值下降≤30%，实验室检查指标（如血糖、血脂、血流变、尿微量蛋白和内皮功能等）无改善，或较治疗前下降不到10%。

（六） 统计方法

采用 SPSS11.0 统计软件包进行数据分析。计量资料采用 t 检验，计数资料采用 χ^2 检验，等级资料比较采用 Ridit 分析。所有计量资料均用 $(\bar{\chi} \pm S)$ 表示。

（七） 研究结果

1. 中医症状总疗效（见表41） 治疗 1 个疗程后，治疗组、对照组的中医症状总有效率分别为 89.47%、60.00%，两组间比较，有差异性（$P < 0.01$）。

表41 两组中医症状总疗效比较

组别	例数	显效	有效	无效	总有效率（%）
治疗组	38	18	16	4	89.47
对照组	30	8	10	12	60.00

注：经 Ridit 分析，两组疗效有显著性差异（$P < 0.01$）。

2. 中医单项症状疗效（见表42） 治疗 1 个疗程后，治疗组的中医各单项症状中腰膝酸软、夜尿频多、倦怠乏力、视物模糊、口干咽燥、舌紫暗或见瘀斑、脉沉细涩治疗后有明显改善，两组间比较有差异性（$P < 0.05$），腰膝酸软、夜尿频多、口干咽燥、舌紫暗或见瘀斑疗效更加显著，说明糖络通治疗早期 DN 疗效高于对照组。

表 42　两组中医单项症状疗效比较

症状	治疗组				对照组				P
	例数	显效	有效	总有效率（%）	例数	显效	有效	总有效率（%）	
腰膝酸软	30	12	14	86.67	25	6	10	52.00	<0.05
夜尿频多	25	13	9	88.00	22	5	8	59.09	<0.05
倦怠乏力	29	10	15	86.21	26	5	11	61.54	<0.05
视物模糊	28	12	11	82.14	22	6	7	59.09	<0.05
口干咽燥	20	10	8	90	18	5	5	61.11	<0.05
舌暗或瘀斑	30	5	20	83.33	24	2	10	50.00	<0.05
脉沉细涩	32	17	10	84.37	28	7	9	57.14	<0.05

注：经统计学分析，两组疗效有显著性差异（$P < 0.01$）。

3. 对血糖、糖基化血红蛋白的影响（见表 43）　治疗前两组的糖代谢均明显异常。治疗一个疗程后，治疗组 FBS、2 hPBS、HbA1c 均明显降低，与治疗前比较有差异性（$P < 0.05$）。但与对照组比较，差异不明显（$P > 0.05$）。

表 43　糖络通对早期 DN 患者血糖、糖基化血红蛋白的影响（$\bar{\chi} \pm S$）

项目	治疗组（$n = 38$）		对照组（$n = 30$）	
	治疗前	治疗后	治疗前	治疗后
FBS（mmol/L）	10.34 ± 2.08	7.13 ± 1.03*	10.89 ± 1.97	8.04 ± 1.07*
2 hPBS（mmol/L）	13.90 ± 1.80	11.09 ± 1.43*	14.23 ± 2.05	11.62 ± 1.78*
HbA1c（%）	9.83 ± 1.60	7.46 ± 0.79*	9.22 ± 1.50	7.81 ± 1.04*

注：治疗前后比较*P（$P < 0.05$），与对照组比较，无差异（$P > 0.05$）。

4. 对血脂的影响（见表 44）治疗前两组的脂代谢均明显异常。治疗一个疗程后，治疗组 TC、TG、LDL - C 均明显降低，HDL - C 明显升高，与治疗前比较有差异性（$P < 0.05$）；与对照组比较有差异性（$P < 0.05$），表明糖络通能有效改善早期 DN 患者脂代谢紊乱，且疗效明显优于对照组。

表 44 糖络通对早期 DN 患者血脂的影响 $(\bar{\chi} \pm S)$

项目	治疗组 （n=38)		对照组 （n=30)	
	治疗前	治疗后	治疗前	治疗后
TC （mmol/L)	7.40 ± 0.72	4.88 ± 0.91 *△	7.34 ± 0.89	5.98 ± 0.67 *
TG （mmol/L)	2.97 ± 0.76	1.93 ± 0.48 *△	3.01 ± 0.75	2.85 ± 0.66
HDL－C （mmol/L)	0.94 ± 0.08	1.17 ± 0.07 *△	0.93 ± 0.07	0.97 ± 0.09
LDL－C （mmol/L)	4.03 ± 0.75	3.17 ± 0.73 *△	4.02 ± 0.72	3.59 ± 0.70 *

注：治疗前后自身比较 $^*P < 0.01$，治疗组与对照组比较，$^△P < 0.05$。

5. 对血液流变学的影响（见表 45） 治疗前两组的血液流变学的各项指标均明显异常。治疗一个疗程后，两组的血液流变学均有明显改善，与治疗前比较有显著性差异 （$P < 0.01$）；与对照组比较有差异性 （$P < 0.05$）；表明糖络通能有效改善早期 DN 患者血流变，且疗效明显优于对照组。

表 45 糖络通对早期 DN 患者血液流变学的影响 $(\bar{\chi} \pm S)$

项目	治疗组 （n=38)		对照组 （n=30)	
	治疗前	治疗后	治疗前	治疗后
全血比高切黏度 （mPa.s)	6.69 ± 1.25	4.11 ± 0.36 **△△	6.36 ± 1.22	5.30 ± 1.33
全血比低切黏度 （mPa.s)	11.8 ± 1.19	9.03 ± 0.73 **△△	11.75 ± 1.09	11.06 ± 1.09
全血还原高切黏度 （mPa.s)	11.581.39	7.59 ± 1.66 **△△	11.55 ± 1.38	11.27 ± 1.11
全血还原低切黏度 （mPa.s)	26.9 ± 1.94	17.69 ± 2.35 **△△	27.66 ± 1.39	26.19 ± 1.43
血浆黏度	1.87 ± 0.36	1.19 ± 0.25 **△△	1.89 ± 0.32	1.85 ± 0.30
红细胞比容 （%)	46.3 ± 3.93	39.51 ± 4.06 *△△	45.39 ± 1.58	42.08 ± 1.48
纤维蛋白原	4.98 ± 0.54	2.77 ± 0.51 **△△	4.89 ± 0.60	4.02 ± 0.54

注：治疗前后自身比较 $^{**}P < 0.01$，治疗组与对照组比较 $^△P < 0.05$，$^{△△}P < 0.01$。

6. 对尿微量白蛋白的影响（见表 46） 治疗前两组的 UAER、β_2－MG 指标均明显异常。治疗 1 个疗程后，治疗组的两个指标均有明显改善，与治疗前比较有差异性（$P<0.05$），与对照组比较有差异性（$P<0.05$）；表明糖络通可以显著降低早期 DN 患者的尿微量蛋白，疗效优于对照组。

表46　对尿微量白蛋白的影响（$\bar{x}\pm S$）

项目	治疗组（$n=38$）		对照组（$n=30$）	
	治疗前	治疗后	治疗前	治疗后
β_2-MG（μg/L）	0.37 ± 0.11	$0.28\pm0.08^{*\triangle}$	0.40 ± 0.09	$0.34\pm0.10^{*}$
UAER（μg/min）	84.5 ± 17.2	$65.8\pm11.5^{*\triangle}$	90.5 ± 18.6	$74.8\pm14.5^{*}$

注：两组治疗前后自身比较$^{*}P<0.05$，治疗后组间比较$^{\triangle}P<0.05$。

7. 对内皮功能的影响（见表47）　治疗前两组的 NO、ET 指标均明显异常。经治疗 1 个疗程后，治疗组患者 NO、ET 均明显降低，与治疗前比较有显著性差异（$P<0.01$），与对照组比较有差异性（$P<0.05$）；表明糖络通可以显著改善早期 DN 患者的血管内皮损伤，防治早期 DN 的进展，且疗效优于对照组（$P<0.05$）。

表47　对内皮功能的影响（$\bar{x}\pm S$）

项目	治疗组（$n=38$）		对照组（$n=30$）	
	治疗前	治疗后	治疗前	治疗后
NO（pg/mL）	120.50 ± 27.72	$95.63\pm14.6^{**\triangle}$	123.49 ± 30.82	$108.21\pm23.78^{*}$
ET（pg/mL）	76.29 ± 14.86	$59.87\pm11.63^{**\triangle}$	75.25 ± 13.29	$65.49\pm8.25^{*}$

注：两组治疗前后自身比较$^{*}P<0.05$，$^{**}P<0.01$，治疗后组间比较$^{\triangle}P<0.05$。

8. 综合疗效比较（见表48）　综合临床症状体征的积分值以及各项检查指标，统计糖络通对早期 DN 患者的综合疗效为：显效率 36.8%，有效率 52.6%，总有效率 89.5%；对照组的总疗效为：显效率 23.3%，有效率 43.3%，总有效率 66.7%；治疗组和对照组总有效率比较有显著性差异（$P<0.05$），可见糖络通对早期 DN 的总疗效明显优于对照组。

表48　治疗前后综合疗效比较

组别	例数	显效	有效	无效	总有效率（%）
治疗组	38	36.8%（14）	52.6%（20）	10.5%（4）	89.5%
对照组	30	23.3%（7）	43.3%（13）	33.3%（10）	66.7%

注：治疗组和对照组比较，有显著性差异（$P<0.05$）。

（八）安全性观察

在临床观察过程中，两组患者治疗前后均做了三大常规、肝功能、肾功能、心电图等监测，未发现异常。临床表现亦未发现患者对药物有过敏反应及不耐受现象，未发现明显不良反应。

第四节　糖尿病肾病的诊断与治疗

一、中医学对糖尿病肾病（DN）的认识

糖尿病肾病（DN）属于现代医学名词，在古医籍中未见有明确记载，大多数学者均认为消渴病并发"水肿""水病""胀满""尿浊""关格"等与DN相近，如《诸病源候论》载"其久病变成痈疽，或成水疾"，《卫生家宝》云："疾久之，或变为水肿，或发背疮……至死不救。"明确指出消渴病久可转变为水肿，且病情严重。《圣济总录》云："消渴病久，肾气受伤，肾主水，肾气虚惫，气化失常，开阖不利，水液聚于体内而出现水肿。"在此指出了消渴病并发水肿与肾气虚衰有关。《仁斋直指方》云："消渴……甚而水气浸渍，溢于肌肤，则胀为肿满。"《杂病源流犀烛》云："有消渴后身肿者，有消渴面目足膝肿而小便少者。"以上所描述的症状与现代医学DN不同分期的临床表现很类似。

近代学者认为本病与禀赋不足、劳伤太过、肾元亏虚密切相关，为本虚标实证。本虚包括阴阳气血及五脏虚损，标实包括水湿、痰饮、瘀血、气滞、浊毒等致病因素。随着病情进展，在病程的不同阶段其病变机制亦不相同，早期病变轻浅，主要为阴津亏虚，如高彦彬等认为本病初期以阴虚为本，涉及肝脾，日久阴损耗气导致气阴两虚，气虚血瘀贯穿DN始终。高阳等认为气虚血瘀贯穿DN始终。时振声等认为DN的基础是阴虚，并向气阴两虚转化。刘冰等认为DN以虚为主，早期关键是气阴两虚及脾胃失调。陈燕等发现DN的Ⅰ、Ⅱ期多属于脾肾气阴两虚与瘀血内结，使本病迁延不愈。刘明喜等认为DN早期气阴两虚，脾气虚弱不能升清散精，水谷精微下注，始于气阴两虚，终于阴阳两虚。仝小林认为本病是消渴病

迁延日久，久病入络及肾，肾络受损所致。程益春教授根据多年临床经验，总结出 DN 病理特点是本虚标实，病机错综复杂，认为消渴病日久致使气阴两虚、脾肾双亏，水瘀内阻是病机的关键所在，指出 DN 一定要早期调治，把握病机关键，阻止病情进展，才能达到治疗的目的。

二、西医学对 DN 的认识

（一） 早期 DN 发病机制

早期 DN 的发病机制较复杂，目前尚未完全阐明，多认为是各种因素相互作用的结果。

1. 血流动力学的改变　糖尿病早期，高血糖增加肾血流，肾小球滤过率（GFR）增高，即高滤过状态，常伴有肾脏肥大，主要是由于高血糖导致细胞外液容量增加，促进心钠素的释放，致细胞外液容量增多；此外，高血糖激活肾素－血管紧张素系统（RAS），使出球小动脉收缩强于入球小动脉，从而引起肾小球高灌注、高内压、高滤过。如高血糖这一过程持续，则发生蛋白尿即肾病的概率将增加。

2. 蛋白非酶糖基化　高血糖使葡萄糖分子与多种蛋白反应，在非酶促条件下形成糖基化终产物，导致肾小球基膜糖基化胶原合成增加，降解速率减慢，破坏了肾小球基底膜的滤过屏障。

3. 多元醇通道激活　血糖浓度升高，使多元醇通道活化，葡萄糖转变成山梨醇及果糖，并在细胞内堆积，造成细胞高渗肿胀、破坏，导致肾小球的形态和功能异常。

4. 系膜细胞功能异常　DN 患者肾小球系膜细胞对葡萄糖摄入明显增加，系膜细胞增生、肥大、细胞外基质合成增加，导致肾小球硬化。另外，糖尿病时肾小球基膜蛋白电荷减少，改变了毛细血管的通透性，蛋白滤过增加，导致蛋白尿的出现。

5. 基因多态性　不同种族间 DN 的发生率具有明显差异，这些因素均表明 DN 的发生与遗传因素有关，目前研究较多的是血管紧张素转换酶基因多态性、葡萄糖转运蛋白基因多态性、醛糖还原酶基因多态性等，DN 患者上述基因表达增强。

（二） 早期 DN 治疗措施

1. 生活方式干预　包括糖尿病教育、饮食及运动控制。糖尿病教育是最基本的治疗措施，让患者充分了解 DN 的基础知识和治疗控制要求，学会自我检测。饮食及运动控制亦是非常重要的治疗措施，其中低蛋白饮食可减轻高滤过的程度，减慢 GFR 下降的速度，延缓肾功能损害的程度，对于 DN 患者而言尤为重要。

2. 严格控制血糖　高血糖水平和糖化血红蛋白比例升高与微血管病变的发生、发展密切相关，DCCT 及 UKPDS 研究表明无论是 1 型还是 2 型糖尿病，严格控制患者血糖可使 DN 的发生率明显降低。血糖控制可给予药物治疗，选用不经肾脏代谢的降糖药物，如格列喹酮、胰岛素等，并根据患者病情调整剂量。

3. 控制血压、调节血脂及改善微循环

（1）控制血压：血管紧张素转换酶抑制剂（ACEI）常作为 DN 患者的首选药。ACEI 除通过抑制 RAS 来降压外，还能增加骨骼肌对胰岛素的敏感性和对葡萄糖的摄取，降低血糖，减少蛋白尿。

（2）调节血脂：常用他汀类降脂药，不仅有效降低高脂血症，还能通过其抗炎和免疫调节作用，改善内皮细胞的功能，减轻微血管并发症。通过抑制系膜细胞增生，细胞外基质产生和纤溶酶原活性抑制物（PAI-1）的表达，减轻微血管病变的发展。

（3）改善微循环：糖尿病患者常存在内皮细胞受损和血液呈高黏、高聚及高凝状态，可适当应用降低血液黏稠度的药物，如阿司匹林。

4. 其他药物　如蛋白非酶糖基化终末产物（AGEs）抑制剂——氨基胍（AG）及醛糖还原酶抑制剂（ARI），许多报道证实了此两类药物对 DN 的发生发展具有一定的防治作用。

三、肾虚瘀血伤络是早期 DN 的重要病机

导师徐云生教授经过长期的临床实践和研究，认为 DN 患者早期即存在着"虚""瘀"的病理改变，其发病及临床表现符合中医"久病及肾""久病入络"的特点，归属"络病'范畴，提出"肾虚瘀血伤络"是早期 DN 的重要病机，并以此组方糖络通应用于早期 DN 患者，收到满意效果。

（一）肾虚是早期 DN 之本

中医古籍中没有"糖尿病肾病"之说，其对 DN 的治疗寓于消渴病的

治疗之中。消渴病发生虽与五脏有关，但很多医家认为关键在于肾，肾虚为消渴病之本，随着病程的演变，肾虚在其中的作用愈加重要。东汉·张仲景创制肾气丸治疗消渴病，开补肾治消渴之先河。唐·王焘《外台秘要》指出："消渴者，原其发动此则肾虚所致。"明·戴元礼《证治要诀》云："三消久而小便不臭，反作甜气，在溺中滚涌，更有浮溺，面如猪脂，此精不禁，真元竭也。"清·陈士铎云："消渴之证，虽分上中下，而肾虚以致渴，则无不同也。"张介宾云："三消证……多从火治，是固然矣。然以余论之，则三焦之火多有病本于肾，而无不由乎命门。"其论述将"消渴本乎肾"的学说向前推进了一步。

肾为先天之本，肾中所藏之精乃生命之基本物质。肾精化阳以温煦、推动脏腑，为脏腑气化之源，诸阳之长；肾精化阴以滋润濡养脏腑形体，为人身形之基，诸阴之本。气血津液的运行虽与心、肺、脾、肝功能休戚相关，而肾阴的化生及肾阳的温煦、推动才是其根本保证。DN 本发乎肾，病程缠绵日久，肾阴亏耗，肾络失养，腰为肾之府，则见腰膝酸软；肝肾同源，肝肾阴虚则精血两亏，精血亏于下不得上承则视物模糊；肝肾之阴亏于下，津不上承，则口干咽燥；阴损及阳，肾阳不化，肾气不足，固摄封藏失职，精微不固，则见少量蛋白尿，故中医学认为蛋白尿与肾关系密切。正如吕仁和教授所言"DN 病位主要在肾，病程中始终贯穿着肾元受损的病理；在临床治疗中，除应针对消渴病外，始终应重视护肾培元"，充分肯定了肾虚在早期 DN 病机中的重要性。

（二）瘀血为早期 DN 之标

DN 多由糖尿病病久进展而发，中医学认为"久病多瘀"，DN 当与瘀血密切相关。古代医家对此亦有阐述。《灵枢·五变》言："血气逆流，髋皮充肌，血脉不行，转而为热，热则消肌肤，故为消瘅。"指出了瘀血在发病中的重要性。明代医籍《医学入门》云："三消……总皆肺被火刑，熏蒸日久，气血凝滞。"说明消渴病阴虚燥热，血液煎灼，黏稠不畅，日久形成瘀血。唐容川在《血证论》中云："瘀血发渴者，以津液之生，其根出于肾水，水与血交会运转……气为血阻，不得上升，水津因不能随气上布，但去下焦之瘀，则水津上布而渴自止。"亦说明瘀血发渴，渴而在肾，肾虚致渴。又云："瘀血在里则口渴，所以然者，血与气本不相离，内有瘀血，故气不得通，不能载水津上升，是以发渴，名曰血渴，瘀血去则不渴矣。"为消渴病从瘀论治提供了理论依据，也为 DN 的瘀血病机提供了理论佐证。

近年来早期 DN 与瘀证相关性研究较引人注目，张福生认为瘀血是本病的发病根源，同时由于湿浊溺毒内聚，阻遏气机升降而形成恶性循环。屠伯言等认为 DN 以肾虚血瘀为主。邓权认为阴虚燥热为早期 DN 病理基础，久病及肾、久病入络、因虚致瘀。陈大舜认为瘀血是导致 DN 的重要因素，且贯穿于病程始终。王宪波结合现代医学有关认识，认为瘀血阻络是 DN 的一个特点，患者血液处于高凝、高黏滞状态，气虚血瘀、水湿内停是本病的基本病机。程益春教授认为早期 DN 以肝肾亏虚为主，阳亢、瘀血为标，瘀血贯穿始终。从现代医学角度看，早期 DN 患者即存在血循环障碍，血循环障碍为导致 DN 发生发展的主要原因。同样，从中医角度看，瘀血为早期DN的病理基础，也是导致DN发生发展的重要因素，故临床 DN 患者多见面目晦暗、舌暗脉涩等瘀血征象。瘀血的形成与肾之气阴亏虚关系密切，瘀血滞留，痹阻肾络，影响肾之气化，使肾之精气进一步亏虚，肾虚与瘀血互为因果，使 DN 病情日益严重。

（三） 络病是早期 DN 的特点

1. 络病的概念　络脉是经脉的分支，其循行沿经布散，纵横交错，呈树状、网状，广泛分布于脏腑组织之间，形成一个满布全身内外的网络系统，是脏腑内外整体性协调联系的重要结构。络脉具有贯通营卫、环流经气、渗灌血气、互化津血等生理功能。经脉之所以"行血气，营阴阳""内灌脏腑，外濡腠理"，实际上也主要是通过络脉来实现的，可以说络脉气血是构成人体内环境的物质基础。现代医学者发现微循环的生理功能与络脉的渗灌气血以及营、血、津的互渗作用相似，二者具有相关性。

络病理论是中医理论的重要组成部分，是历代医家长期医疗实践的经验结晶。络病即络脉病变，其病理有络脉瘀滞、络脉空虚及络脉损伤等不同类型。络病具有以下临床特点。①络病多瘀：久病不愈，邪入血分，络脉不畅，致瘀血停阻；②病程长：多为慢性迁延性疾病，久延不治，或失治误治，病势入里，累及血络致病；③病势缠绵，难于速去：络病多沉疴痼疾，正虚邪恋，病情多顽缠，不易速愈；④临床表现多样：络脉的全身广泛性分布，使得络病的临床表现各异；⑤病位固定不移：络为支别，横走而细微，多为血病，邪入于络则不易传变。

2. 络病是早期 DN 的特点　导师认为早期 DN 发病及临床表现完全符合中医"久病及肾""久病入络"的特点，是典型的络病表现，应归属"络病"范畴。

肾虚与络病密切相关。《针灸大成》曰："经脉十二，络脉十五，外布一身，为气血之道路也。其源内根于肾，乃生命之本也。"肾络为络脉之一，肾络通畅，能升能降，能开能合，能出能入，能收能放，气血、水精、津液等各种精微物质得以施布于全身内外，以维护机体的各种生理活动。肾虚是早期 DN 病机之本，肾虚气化不行，无力推动血行，久则致瘀，瘀血阻于肾络，气机不相流贯，又加重肾络的损伤。故肾虚在络病的发生过程起着重要作用。肾虚络损，是早期 DN 发病的起因，肾虚机体整体气化温煦能力减弱，机体各种代谢产物堆积，影响各脏腑功能，若影响肾之本身则出现腰膝酸软，夜尿频多；影响及脾则脾失运化，不能化生精微充养全身，出现倦怠乏力；影响及肝则肝肾阴虚，不能上荣于目，出现视物模糊等症状。

瘀血在络病机制中占有重要地位。络脉以运行气血为主，若邪气袭络，久而不去，渐入阴络，势必导致血气受阻，滞留为瘀。故相对而言，络病以血行瘀滞最为常见。瘀损肾络是早期 DN 较为重要的病理机制，瘀邪深滞于浮络、孙络，影响血液运行，机体内的生理或病理产物不能及时排除或降解，蕴积体内，化生各种毒邪，瘀毒互结，缠绵不去，循络而行，伤阴耗气，阴损及阳，致阴阳气血失调，脏腑亏损，病变波及三焦、脏腑、经络，则百病由生。故瘀阻肾络是 DN 病情缠绵、久治不愈的重要原因。

总之，肾元亏虚、瘀损肾络、肾之体用俱病是早期 DN 迁延难愈的根本原因。所谓"至虚之处，便是容邪之处"，肾虚易致瘀血内阻肾络，瘀血又会加重肾虚，二者相互影响，促进早期 DN 的发展，故云虚瘀并存是早期 DN 的基本病理，体现了络病之"虚""瘀"的病理变化，充分说明了早期 DN 属于"络病"范畴。

四、补肾活血通络是防治早期 DN 的重要方法

DN 的发展呈逐渐加重趋势，由一脏波及多脏，要逆转或截断其进展，必须积极治疗早期 DN。中医治疗要以"久病及肾""久病多瘀""久病入络"为切入点，谨守肾虚失职、瘀阻肾络的病机，以补肾活血、化瘀通络为治则。一方面补肾益精，肾气充足，水津四布，津液渐复，气血通畅，则肾络瘀阻渐消；另一方面，活血化瘀，瘀去络通，肾关开阖流利，清升浊降，使邪气及体内蓄积废物排出体外。

（一）　补肾以治其本

补肾治本是古今历代医家都非常重视的治则之一，认为 DN 虽有不同的脏腑定位，但关键在于肾虚，肾虚与 DN 的发生及预后有非常密切的关系。肾藏精，为水火之脏，内寄真阴而寓真阳，糖尿病发展至早期 DN 阶段则肾阴更亏，病久阴损及阳，肾阳蒸腾气化无力，致使肾失濡养，开阖固摄失权，精微物质直趋下泄，随小便而出。本着治病求本的原则，治疗以补肾固本为主，通过调整肾之阴阳，使其恢复平衡。一则滋补肾阴使一身阴液得养，则口干、口渴诸症缓解；二则补益肾阳，恢复其气化功能，津液到达全身脏腑组织，肾得封藏，则精微物质不致外流。导师在临床组方中注意滋阴和温阳药的配比关系，通常在滋阴药中适当配伍助阳之品，一方面，补肾要"阴中求阳"，则"阴得阳升，泉源不竭"；另一方面，避免用纯阳之品温燥反害肾阴。结合现代医学研究，肾之阴阳得补有利于血糖的控制，减缓糖尿病肾病的进展，甚至阻断其发展；同时，肾之阴阳充足，则肾之气化固摄功能得到加强，可使糖尿病肾病患者的蛋白尿得到控制。

（二）　祛瘀以治其标

现代医家愈加认识到瘀血与早期 DN 的发生和发展关系密切，瘀血既是主要的病理机制，又是其主要的致病因素。瘀血形成以后，可进一步阻碍机体气血津液的正常输送而加重病情。早期 DN 即可出现瘀血损伤肾络，故治疗时应用活血化瘀通络药以涤除瘀邪，疏通络道，瘀祛络通则病可向愈。化瘀通络可使气血调和，经脉畅通，恢复机体的整体功能。若能"经络明，标本清，或求标得本，或由本求标，则治病少损矣"。因此，化瘀

通络是DN的主要治法之一。

（三）消补同施以畅通络脉

正气不足，脉络瘀阻是DN的机转之一。DN以肾虚为本，瘀血为标，现代研究表明肾虚血瘀可引起内分泌功能低下及微循环障碍的病理改变，因此治疗过程中以扶正祛瘀、疏通络脉为目标，具体治法当补肾活血、化瘀通络，以期调畅气血，平衡阴阳，荡涤络邪。补肾益精以调整阴阳，恢复平衡；活血化瘀通络以促进血行，濡养百脉。阴平阳秘，络脉和宁则诸症悉除。

导师强调治疗早期DN当遵循络病"久病当以缓攻，不致重损"的原则，补应通补，攻应缓攻，通补活络，协调阴阳。但是临床用药要把握补与通的辩证关系，补虚药与通络药配合使用，补可使通，补虚药以伍用通络药为先遣，则可补而不滞；通络药以补虚药为基础，则通而不伤，使经络通养相济而复其职。只补而不通则留积为患，只通而不补则耗气伤血，加重病情。故二者须配伍应用。

五、方药探讨

依据"方从法立"的组方原则，我们经过大量的临床实践与文献调研，结合导师的宝贵经验，精选方药，组方"糖络通"。药物组成：生黄芪、生地黄、山药、山萸肉、牡丹皮、泽兰、菟丝子、肉苁蓉、鬼箭羽、丹参、水蛭、熟大黄、全蝎。

（一）组方配伍

方中生黄芪功擅补气升阳，又能生血行滞、利尿消肿、生津止渴，且生者无温补壅滞之性，利于祛邪。生地黄清热凉血，养阴生津，滋而不腻，为"补肾家之要药，益阴血之上品"。二药合而为用，健脾补肺而不温燥，益肾养阴而不滋腻。共为君药；山萸肉补益肝肾，敛精益阴，平补肾之阴阳；山药补脾肾之阴，亦能固精；菟丝子、肉苁蓉温肾阳，在滋阴药中适当加助阳之品，使其"阴得阳升，泉源不竭"。上述药物共为臣药。DN久病入络，久病致瘀，加泽兰、鬼箭羽、丹参、水蛭、熟大黄活血化瘀之品，以消糖尿病瘀毒之标实，其中泽兰活血利水，鬼箭羽解毒化瘀，水蛭破血逐瘀通经，以改善早期的DN瘀血状况。生地黄、牡丹皮清热凉血，熟大黄逐瘀清热，上药共解痰湿瘀热等互结之毒，为佐药。全蝎通络，其性善走，解毒通络活血，以行药势，为使药。纵观全方攻补兼施、扶正祛邪、协调阴阳脏腑及气血平衡，使元气旺、瘀浊去、肾络通。本方可谓组方严谨，效专力宏，临床治疗达到了预期的效果。

（二）中药溯源

生黄芪：味甘，性微温，入脾肺经，功善益气。《名医别录》云："逐五脏间恶血，补脏腑虚损，五劳羸瘦，益气，利阴气。"《本草备要》云："补中，益元气，温三焦，壮脾胃。"《汤液本草》云："补五脏诸虚不足……补肾脏之气，是上中下内外三焦之药。"《历代本草精华丛书》云："黄芪甘温纯阳，乃上中下内外虚之圣药。"本品为治内伤气虚之圣药，肺、脾、肾三脏俱补，尤其补中益气。

生地黄：味甘、苦，性寒，归心、肝、肺经，清热凉血、养阴生津。《神农本草经》言："味甘，寒……填骨髓，长肌肉。"《本草衍义》曰："凉血补血，补益肾水真阴不足。此药大寒，宜斟酌用之，多服恐伤人胃气。"《神农本草经疏》载："此乃补肾家之要药，益阴血之上品。"

山药：味甘，性平，归脾、肺、肾经，补肺脾肾、益气养阴。《本草正》曰："山药能健脾补虚，滋养固肾。"《药品化义》言："山药，温补而不骤，循循有调肺之功……因其味甘气香，用之助脾……又取其甘则补阳，以能补中益气，温养肌肉，为肺脾二脏要药。"

山萸肉：味酸、涩，性微温，归肝、肾经，补益肝肾、收敛固涩。《神农本草经》曰："主心下邪气，寒热，温中，逐寒湿痹，去三虫。"《药性论》曰："止月水不定，补肾气，兴阳道，添精髓，疗耳鸣……止老人尿不节。"《汤液本草》曰："滑则气脱，涩剂所以收之，山萸肉止小便利，秘精气，取其味酸涩以收滑之。"

牡丹皮：味苦、辛，性微寒，归心、肝、肾经，清热凉血、活血散瘀。《神农本草经疏》言："辛能行血，苦能泄热，故能除血分邪气，及癥坚瘀血留舍肠胃，脏属阴而藏精，喜清而恶热，热除则五脏自安矣。"《本草备要》言："泻伏火而补血……和血凉血而生血，血热则枯，凉则生。破积血，积瘀不去则新血不生。"

泽兰：味苦、辛，性微温，归肝、脾经，活血祛瘀、调经、利水消肿。《药性解》云："通肝脾之血，产前后百病皆治，通九窍，利关脉，又主头风目痛、鼻红吐血，治痈排脓。防己为使。"《本草分经》云："性和缓，入肝脾血分而行血，独入血海，攻击稽留，通经破瘀，散郁舒脾。"《景岳全书》云："善清血和血，治吐血衄血，疗妇人产前产后诸血不调，破宿血，除腹痛，清新血，利关节，通水道，除癥瘕，消扑损瘀血，并治金疮痈肿疮脓。"

菟丝子：味甘，性温，归肝、肾、脾经，补肾固精、养肝明目、止泻、安胎。《药性论》载："能治男子女人虚冷，添精益髓，去腰痛膝冷。又主消渴热中。"《景岳全书》云："其性能固，入肝脾肾三经……补髓添精，助阳固泄，续绝伤，滋消渴，缩小便，止梦遗带浊余沥，暖腰膝寒疼，壮气力筋骨，明目开胃，进食肥肌……欲止消渴，煎汤任意饮之。"

肉苁蓉：味甘、咸，性温，归肾、大肠经，补肾阳、益精血、润肠通便。《神农本草经》云："主五劳七伤，补中，除茎中寒热痛，养五脏，强阴，益精气。"《神农本草经疏》曰："肉苁蓉得地之阴气、天之阳气以生，故味甘酸咸，微温无毒，滋肾补精血之要药。"《本草备要》言其："补肾命，入肾经血分。补命门相火，滋润五脏，益髓强筋。治五劳七伤……腰膝冷痛，崩带遗精。峻补精血。"

鬼箭羽：味苦、辛，性寒，归肝经，破血通经、除痹止痛。《本经逢原》言："专散恶血。"《本草求原》曰："专治恶气而血瘀滞者，亦疗血晕、血结聚于胸胁，及经闭、历节痹痛。"《药性论》云："破陈血……主中恶腰腹痛。"

丹参：味苦，性微寒，归心、肝经，活血调经、凉血消痈、安神。《名医别录》言其："主养血，去心腹痼疾、结气，腰脊强，脚痹，除风邪留热。久服利人。"《本草纲目》云："丹参能破宿血，补新血，安生胎，落死胎，止崩中带下，调经脉……活血，通心包络，治疝痛。"《本草分经》曰："味苦气降，入心与包络。去瘀生新，调经补血，治血虚血瘀之症。"

水蛭：味咸、苦，性平，有小毒，归肝经，破血逐瘀消癥，《神农本草经》载："主逐恶血，瘀血，月闭，破血瘕积聚，无子，利水道。"《景岳全书》论其："味咸苦，性微寒，有毒。能逐恶血瘀血，破血癥积聚，通经闭，和水道，堕胎。疗赤白游疹，痈疽肿毒，及折伤跌扑，瘀血不散。"《本草分经》云："咸、苦，平。有毒。破血，治恶血积聚及丹毒。"

熟大黄：味苦，性寒，归脾、胃、大肠、肝、心经，活血祛瘀、泻热解毒。《神农本草经》载："主下瘀血，血闭，寒热，破癥瘕积聚，留饮宿食，荡涤肠胃，推陈致新，通利水谷，调中化食，安和五脏。"《景岳全书》论曰："其性推陈致新，直走不守，夺土郁壅滞，破积聚坚癥，疗瘟疫阳狂，除斑黄谵语，涤实痰，导瘀血，通水道，退湿热，开燥结，消痈肿。因有峻烈威风，积垢荡之顷刻。欲速者生用，汤泡便吞；欲缓者熟用，和药煎服。"

全蝎：味辛，性平，有毒，归肝经，攻毒散结、通络止痛。《开宝本草》言："味甘、辛，有毒。疗诸风瘾疹，及中风半身不遂，口眼㖞斜语涩，手足抽掣。形紧小者良。"《本草蒙筌》："疗小儿风痫，手足抽掣；驱大人风中，口眼㖞斜。却风痰耳聋，解风毒瘾疹。"

（三）现代药理研究

生黄芪：黄芪的主要成分黄芪多糖具有双向调节血糖的作用，可使葡萄糖负荷后小鼠的血糖水平显著下降，能明显对抗肾上腺素引起的小鼠血糖升高反应，同时对苯乙双胍致小鼠实验性低血糖具有明显对抗作用。黄芪还可抑制使血小板凝聚的 LDL 的氧化，抑制血管平滑肌细胞的增殖，对调整血压、血流及控制动脉粥样硬化等起重要作用。

生地黄：降血糖作用：地黄提取物（主要为多糖）对链佐星所致小鼠高血糖有降低作用，对正常兔血糖有降低作用。另外，生地黄水煎液能对抗实验性甲状腺激素过多大鼠之肾脏 β 受体结合容量降低，使之恢复正常，是生地黄"滋阴"的重要作用机制之一。

山药：山药水煎剂 30 g/kg 和 60 g/kg 给小鼠灌胃 10 日，可以降低正常小鼠的血糖，对四氧嘧啶引起的小鼠糖尿病有预防及治疗作用，并可对抗由肾上腺素或葡萄糖引起的小鼠血糖升高；山药粥能预防灌服食醋造成的大鼠实验性脾虚，对大鼠脾虚模型引起的便溏等症状有预防和治疗作用。

山萸肉：山萸肉醇提取物以 7 g/kg 剂量对四氧嘧啶性和肾上腺素性糖尿病模型大鼠灌服 7 天，可明显降低其高血糖；还可明显抑制 ADP 诱导的糖尿病大鼠血小板聚集的增加和血液黏度的升高。

菟丝子：对内分泌系统的影响：菟丝子醇提物（SCE）具有促性腺激素（HCG）样作用，作用于下丘脑－垂体－性腺轴来调节机体的生殖内分泌。已有实验证明菟丝子"补肾壮阳"作用是通过提高垂体对 LRH 的反应性及卵巢对 LH 的反应性，从而使下丘脑－垂体－卵巢轴的调节功能得以改善。

肉苁蓉：有补肾助阳功效，能抗寒、抗缺氧和抗疲劳。实验表明肉苁蓉能显著增强正常及"阳虚"小鼠的体力，其醇提取物可通过影响脑内单胺类神经递质含量而增强垂体－性腺功能。对内分泌系统有调节作用，对肾功能有一定的保护作用。对神经递质的含量有一定的影响，能提高小鼠的智力、记忆力和性功能。

牡丹皮：牡丹皮的有效成分是牡丹酚。①改善微循环：用牡丹酚溶液滴在肠系膜上，毛细血管中红细胞平均速度增快，毛细管管径增大，表明其对局部微循环有促进作用；②抗血栓作用：牡丹皮在体外有显著抗凝作用，可以降低全血表观浓度，降低红细胞比容，降低红细胞聚集性和血小板黏附性，增强红细胞的变形能力；③降脂作用：研究发现牡丹酚可减轻高脂血症大鼠血清，主动脉及肝脏脂质过氧化反应，抑制 LDL 的体外氧化反应，从而保护血管内皮细胞。

泽兰：改善血液流变性，使血液"浓、黏、凝、聚"程度向正常转变；改善红细胞变形性和膜流动性，解除红细胞聚集；抑制血小板聚集，抗血栓形成；扩张微血管，使微血管中血流加快，流态均匀而又连续。

鬼箭羽：①降血糖作用：用腹腔注射四氧嘧啶溶液 20 mg/kg 造模糖尿病小鼠，给予鬼箭羽水煎液灌胃，结果表明鬼箭羽能够降低糖尿病小鼠的血糖，同时明显降低糖尿病小鼠的高、低切变率下的全血黏度，及调节血脂代谢的作用，说明鬼箭羽对于糖尿病及其慢性并发症有积极的防治作用；②降血脂作用和改善血液流变学：大剂量鬼箭羽能降低 2 型糖尿病大鼠血清 TC、TG、血清游离脂肪酸（FFA）以及提高 HDL－C，明显降低糖尿病大鼠的全血黏度、血浆黏度和红细胞刚性指数，使造模大鼠耳郭毛细血管输入输出管径比明显增大，血液流速显著加快。

丹参：①影响血流动力学：丹参能改善心功能，加强心肌收缩力而不增加心肌耗氧量，扩张冠脉；②抗血栓形成和改善血液流变学：丹参能提高纤溶酶活性，促进纤维蛋白溶解，还能改善血瘀患者血液流变学特性，降低全血黏度和血浆黏度，缩短红细胞电泳时间；③改善微循环：给予丹参治疗后，可见到微循环血液流速加快，流态趋向正常，毛细血管网开放增加。

水蛭：实验研究显示水蛭具有减轻氧自由基损伤，提高机体抗脂质过氧化作用，改善血脂紊乱及使 $t-PA$ 活性升高，PAI 活性降低，从而使 DM 大鼠的纤溶活性增强，高凝状态得到一定的改善。水蛭水提取物对 ADP 诱导的大鼠血小板聚集有明显抑制作用，还能降低大鼠的全血比黏度和血浆比黏度、缩短红细胞电泳时间、扩张毛细血管、改善微循环、增加肾脏血流量。

熟大黄：①改善肾功能：大黄可使早期 DN 患者肾小球滤过率（GFR）、肾血浆流量（RPF）下降，改变肾脏的高滤过高灌注状态。大黄还可降低尿微量蛋白排泄率，提高肌酐清除率，使肿大的肾脏体积变小。②降低血脂、血黏度：大黄对血清胆固醇升高的动物有明显的抑制作用，还能降低血黏度、红细胞比容和全血黏度。

全蝎：蝎身及蝎尾制剂不论灌胃或静脉注射，对动物皮肤痛或内脏痛均有显著镇痛作用。蝎毒可增强动物心脏收缩力，使心率减慢。全蝎提取液对大鼠下腔静脉血栓形成有抑制作用。

六、疗效及机制分析

（一）对中医症状的总疗效

临床观察结果显示，糖络通对早期 DN 患者的中医症状有显著的治疗作用，总有效率为89.47%，对照组中医症状总有效率为60%，经统计学处理，两组间比较有差异性（$P<0.05$），糖络通治疗早期 DN 疗效高于对照组。糖络通组对中医单项症状腰膝酸软、夜尿频多、倦怠乏力、视物模糊、口干咽燥、舌紫暗或见瘀斑、脉沉细涩等症状较治疗前有明显改善，经统计学处理，有差异性（$P<0.05$）；其中腰膝酸软、夜尿频多、口干咽

燥、舌紫暗或见瘀斑疗效更加显著。综合各症状变化说明糖络通具有很好的补肾活血通络之功，验证了我们对早期 DN 病因病机及治法理论认识的正确性。

（二） 辅助改善糖代谢

高血糖是引起 DN 的始动因素，有研究表明，长期高血糖可引起肾小球高灌注、高滤过，跨毛细血管的压力增加，使血浆蛋白在毛细血管襻沉积，基底膜增厚。这种压力的增高可使系膜细胞增生，系膜基质的合成增加，最终引起肾小球硬化。高血糖还可引起醛糖还原酶表达增强，激活糖代谢多元醇通路，促进非酶糖基化反应，进一步促进肾小球硬化。目前已公认控制血糖是预防 DN 的关键，美国糖尿病协会制定的 DN 治疗指导方案中指出严格控制血糖可延缓 DN 的发展。有研究表明严格控制血糖能使 2 型糖尿病微量白蛋白尿的发生率下降 33%。临床研究表明，糖络通组可有效降低空腹血糖、餐后 2 h 血糖和糖基化血红蛋白，治疗前后经统计学处理有差异性。但是和对照组比较无差异性。分析原因可能为应用糖络通和科素亚观察对比时，同时应用格列喹酮或胰岛素控制血糖，血糖控制较为平稳，所以治疗组和对照组血糖比较没有显著差异。但通过治疗前后比较，血糖及糖化血红蛋白控制仍有差异性，说明糖络通对改善早期 DN 患者的糖代谢仍有很好的辅助作用。糖络通可以通过其有效的辅助降糖作用来改善微循环，使胰岛素刺激的组织可以有效地对葡萄糖进行摄取和利用，从而有效控制高血糖。

（三） 降低血脂，调节脂代谢紊乱

脂代谢异常在糖尿病研究领域日益受到重视，高脂血症介导和加重肾损害的研究已引起广泛关注。现代医学研究证明，脂代谢紊乱在 DN 中亦有重要作用。郑曦研究发现血糖升高，DN 组 TC、TG、LDL－C、脂蛋白（a）升高，而 HDL－C、apoA1 则降低。脂质代谢紊乱、低密度脂蛋白升高可刺激系膜细胞增生，继而发生肾小球硬化，加剧肾功能恶化。高脂血症的存在和 LP（a）的升高可加速 DN 的进展，而肾脏病进展、肾功能减退亦可加重高脂血症。有研究认为，在 DN 中升高的脂类沉积在肾小球基底膜，可引起肾小球的损伤。高脂血症或高脂蛋白血症，尤其是致动脉硬化脂蛋白中 LDL 及其氧化修饰分子（OX－LDL）是肾小球硬化的重要病理

因素。微量白蛋白尿的出现反映了全身血管通透性的增加，此时致动脉粥样硬化的脂蛋白易于透入血管壁内，进一步加重脂代谢紊乱。因此，纠正和控制脂代谢紊乱在预防和治疗DN方面具有特殊意义。DN脂代谢紊乱以TG升高为主，伴有 LDL－C 升高及 HDL－C 降低。研究证实，LDL－C 升高可刺激系膜细胞增生，HDL－C 降低则不能抵抗其病理损害，故加速 DN 的发生发展。因此，在改善脂质代谢方面，以降低高 TG 血症，提高 HDL－C尤为关键，对于防止糖尿病及微血管并发症发生、发展具有重要的临床意义。在本临床研究中，经糖络通治疗后，患者的高血脂状态得到一定程度的改善，TC、TG、LDL－C 明显降低，HDL－C 升高，其改善结果优于对照组，组间比较有差异性（$P < 0.05$）。本方组成药物丹皮、枸杞子、女贞子、益母草、鬼箭羽、三七、黄连等均有降低血脂的功效。提示本方参与脂代谢的调节是其防治 DN 的途径之一。

（四）　改善血液流变学

许多资料显示，DN 患者大都出现血液流变学的异常，血液呈高凝状态，全血黏度与血小板黏附率增高，且其严重程度与 DN 的轻重成正相关。这些都可以归属到中医的"血瘀证"范畴。血黏度增加，红细胞聚集能力增强，变形能力下降，可引起外周血管阻力增加，血管缺血缺氧，损害血管内皮细胞的功能和结构，引起管腔狭窄，血流缓慢而产生 DN。对 DN 患者进行血液流变学动态检测和及时抗凝、溶栓等综合治疗有重要的意义。临床研究证明，糖络通对早期 DN 患者血液流变学的各项指标均具有良好的改善作用，与对照组比较有显著差异性，提示糖络通对早期 DN 有积极的治疗作用。糖络通方中牡丹皮、益母草、鬼箭羽、三七等药理研究证明均能改善全血黏度、血浆黏度和红细胞刚性指数，降低血黏度，改善微循环。

（五）　降低肾小球高滤过，降低或消除蛋白尿

DN 是一个慢性的过程，早期可为间歇性的，微量白蛋白尿是其最主要的临床表现，随病程进展、病情加重，发展为持续性蛋白尿，即临床DN 期。现代研究亦证实，血流动力学异常是 DN 早期蛋白尿产生的一个重要因素，糖尿病可通过多种机制（包括血管活性物质释放及血管反应异常等）导致肾脏血流动力学变化，其中以肾小球内出现高压、高灌注及高滤

过使得肾小球基底膜增厚，系膜增生，肾小球肥大，最终导致糖尿病特有的肾小球硬化。肾小球内"三高"状态又将促进大分子物质穿透滤过膜，增加系膜细胞负荷，促进肾小球硬化。目前一致认为微量白蛋白尿是早期DN的一项重要诊断指标，尿白蛋白排泄（UAE）与DN患者的预后有一定关系。因此，改善早期DN的微血管障碍，对防治或延缓DN的发展有重要意义。临床研究证实，糖络通能有效改善DN患者肾脏的微循环，治疗前后比较有显著性差异，与对照组比较有差异性，说明糖络通对减低或消除蛋白尿有明显疗效。提示糖络通对早期DN肾小球的高滤过有明显的缓解作用，从而减轻肾脏负担，延缓了DN的发展。

（六）修复及保护内皮功能

微血管障碍是DN的重要病理生理基础。研究证实，糖尿病高血糖所致的血管内皮细胞损伤是导致微血管病变发生的主要因素，血管内皮细胞损伤激活凝血系统和血小板，形成微血栓，释放生物活性物质如内皮素、血栓素、血小板活化因子等，从而改变血管张力及血流动力学，破坏血管屏障，增加血管内皮通透性，造成一系列病理改变。ET和NO是近年发现的血管活性因子，ET是目前已知最强的血管收缩肽，NO则通过其血管扩张作用参与了DN早期肾小球高滤过的形成。在DM患者和动物的肾脏，ET－1的产生明显增加，并与尿蛋白排泄量呈显著正相关，阻断ET－1的作用可显著改善肾血流动力学，降低蛋白尿。在DN早期，NO可直接导致肾血管扩张，血流加快、血管通透性增高，形成肾小球高灌注、高滤过状态，高水平NO可能抑制相对低水平ET的缩血管作用，促进肾小球高灌注、高滤过形成，故NO与DM早期肾小球高灌注、高滤过形成有密切的关系。本研究结果提示，糖络通可以降低早期DN患者ET水平，减少NO生成，能有效修复损伤的血管内皮，使肾脏异常血流动力学恢复正常，与对照组比较均有显著性差异。提示本方对延缓早期DN的进展具有较好疗效。

本文根据导师徐云生教授经验及临床实践，运用传统的中医理论，提出了肾虚瘀血伤络为DN的重要病机，确立补肾活血通络为早期DN的标本兼治之法，组方糖络通应用于临床治疗。进一步通过对糖络通干预早期DN的病机、治法、疗效与机制进行了临床与实验研究以及系统的理论探讨，充分验证了对本病的病机演变与治疗方法理论认识的正确性与可行性，为中医药防治早期 DN 提供了一种科学实用的新思路与切实有效的新方法，并为建立中医药治疗早期 DN 的新理论、开发出高效低毒的治疗药物，奠定了良好的基础。

（黄延芹、徐灿坤）

第六章 ℰ

经验进展

第一节　糖尿病视网膜病变诊治经验

糖尿病视网膜病变（DR），是常见的糖尿病严重并发症之一，是世界四大致盲性疾病之一。长期慢性高糖血症是 DR 的发病基础，高血糖、高血脂、高血压三大病症互相影响、互相关联导致 DR 的发生发展。DR 的发病机制目前尚不十分清楚，一般认为和山梨醇醛糖还原酶途径、视网膜生长因子产生、非酶性糖基化作用、蛋白激酶 C 激活、血管舒张性前列腺素产物、视网膜毛细血管血流改变以及毛细血管通透性增加有关。

DR 在中医学中归属于"视瞻昏渺""暴盲""云雾移睛"等范畴。其"本虚标实"的基本病机已为广大学者所公认。我们在长期临床工作中发现，在 DR 的病情变化中存在着虚 - 瘀 - 痰的病机演变特点，虚 - 瘀 - 痰的病机演变分别对应 DR 的不同分期，根据这一特点在 DR 不同时期运用不同方药治疗可获得良好临床效果。

一、病因病机

糖尿病视网膜病变病因源于糖尿病，其发病机制多与消渴病日久，因虚致瘀，虚瘀夹杂有关，其病理特点可概括为虚、瘀、痰。

（一）虚

糖尿病视网膜病变是在糖尿病原发病基础上发生的一种并发症。《素问·奇病论》云："脾瘅……此人必数食甘美而多肥也……故其气上溢，转为消渴。"对于其发病机制提出"肥贵人则膏粱之疾也"。长期过食肥甘、醇酒厚味致脾胃运化失职，积热内蕴，化燥耗津发为消渴。指出消渴的发病基础是饮食不节伤脾导致脾虚，脾虚生热导致阴虚。《丹溪心法·消渴》篇说："酒面不节……于是炎火上熏，脏腑生热……津液干焦，渴饮水浆而不能自禁。"也说明饮食不节耗伤脾胃，脾胃失于运化，生热伤津。消渴病的病机以脏腑受损、阴虚内热为特点，阴虚则燥热内生，两者互为因果，燥热甚则阴愈虚，阴愈虚则燥热愈甚。结合消渴的病机演变，消渴病变的脏腑重在肺脾肾，而以脾为关键，三脏之间互相影响。脾为后天之本，主运化水谷。饮食伤脾，脾气虚则运化水液无力则津液不能输布，燥热伤阴加之脾不运化津液，口渴更甚。肾主藏精，肾中所藏之精包括先天之精和后天之精。后天之精需脾运化输布的水谷精微之滋养，脾虚不能运化水谷精微则肾中后天之精匮乏，肾失所养则虚。肾中所藏之先天之精，受之于父母的元精，现代研究发现糖尿病与家族遗传有关，有糖尿病家族史的患者可以认为先天之精即有不足，先天禀赋不足或后天失养都可以导致肾虚，精属阴，精亏表现为阴虚为主，肾阴虚则火旺，虚火亦可上炎肺胃。临床症状主要表现为多饮，多食，多尿，消瘦。各脏腑阴虚燥热互相影响，日久可见诸多变证。肾阴虚，由于肝肾同源则可导致肝阴虚，肾阴亏损，肝血不足，肝肾精血不能上承于目，则可并发消渴目病。因此 DR 发病机制源于"虚"。其原发病由脾虚日久累及肝肾阴虚，肝肾精血不足，目失所养，出现视力下降、视物模糊、畏光等症状。DR 的早期即轻度非增殖期病机主要以"虚"为主。

（二）瘀

瘀之本义指血积不行，中医学中"瘀"的含义有以下几方面。一是血行不畅为瘀。血当畅行，如果在各种致病因素的作用下，血液不能畅行脉络，即血流受阻，血行迟滞，即为瘀。此时之瘀指血液循行迟缓和不流畅的一种病理状态。二是离经之血即为瘀。体内溢出脉管之外的离经之血如果未能排出体外，即为瘀。血既离经，于机体无益而反有害，既是一种病理产物，也是一种致病因素。《血证论》说："世谓血块为瘀，清血非瘀……然即是离经之血，虽清血鲜血，亦是瘀血"。DR 发病过程中可出现微动脉瘤、点状出血、渗出、玻璃体积血、新生血管形成等病理改变，病变过程分为非增殖期、增殖前期、增殖期，非增殖期出现微血管瘤、硬性渗出等，增殖前期因为毛细血管壁大面积闭塞出现软性渗出、微血管异常等。增殖期主要的眼底改变为缺血性变化，长期缺血缺氧诱导新生血管形成。DR 这一病理改变与中医学中瘀的特点相似，既有血瘀又有瘀血，且互为因果，病机演变由肝肾阴虚致血瘀，肝藏血，肝阴不足致血虚，血虚则气虚，气虚推动无力则血瘀，气不摄血则血溢脉外，在目则形成眼底出血、眼底血管病变等。结合 DR 的中、重度非增殖期的临床表现，DR 这一阶段病机主要以"瘀"为主。

（三）痰

痰饮是人体水液代谢障碍所形成的病理产物。而痰湿一旦形成又可阻滞气血运行，影响水液代谢。痰湿与消渴的发病密切相关。《景岳全书》曰："盖痰涎之化，本由水谷……惟其不能尽化……而痰证日多矣。"消渴目病由消渴病发展而来，脾胃既虚，痰浊内生，病机演变上由肝肾阴虚致血瘀进一步发展为痰瘀。《血证论》曰："血积既久，亦能化为痰水。"《关幼波临床经验选》曰："气虚则血涩而成痰。"都表明血瘀日久化痰是病机演变的一条规律。DR 是在长期高糖血症基础上发生发展的，与高血脂、高血压密切关联。痰湿体质现代研究认为可能与以下方面有关：血中低密度脂蛋白、总胆固醇、三酰甘油升高，细胞免疫功能低下，体液免疫反应活跃，体内自由基代谢异常，血液黏滞性增高，微循环障碍等。有研究显示 DR 患者的总胆固醇及低密度脂蛋白显著高于无 DR 患者。长期高血糖引起机体蛋白质非酶糖化所形成的糖基化终产物（AGES）大量堆积，导致视网膜毛细血管周围细胞衰亡，这可能是 DR 发病原因之一。AGES 通过产生氧化应激，引起核因子碱基对增加，诱导产生诱生型肿瘤坏死因子（TNF－α），引发一系列病理改变可能是 DR 血管病变发生机制之一。DR 增殖期新生血管形成机制比较复杂，目前还没有定论，可能与 AGES 大量堆积引发内质网应激进而引起血管内皮生长因子（VEGF）增加有关。VEGF 是一种血管生成因子和血管渗透促进因子，它可以增加血管通透性、促进内皮细胞分裂、导致新生血管生成。这一过程的中医病机可以认为是血瘀日久生痰，DR 增生血管即是体内痰瘀互结形成的病理产物，病机特点表现为"痰瘀互结"为主。

二、治疗经验

（一）补虚

结合 DR 病机特点，DR 的早期即轻度非增殖期病机主要是以"虚"为主。治疗以健脾为主，兼顾肝肾，脾气既健，运化水谷输布津液之功得以恢复，一方面可以缓解"消渴"之症状，另一方面可以资助肾中后天之精，肝肾之阴得以滋养则肾精肝血充足，目得所养。因此对于早期 DR 患者在补脾的基础上注意滋养肝肾之阴，常用药物有黄芪、麦冬、五味子、女贞子、茯苓等。现代研究表明这一类中药都有良好的降低血糖作用，麦冬水提物可以提高胰岛素敏感性，黄芪、五味子提取物降糖效果良好，表明养阴生津中药对 DR 的发病基础高糖血症有很好的治疗作用。我们在此期采用参苓白术散加六味地黄丸为主随证加减，参苓白术散健脾、六味地黄丸滋养肝肾之阴对应 DR 初期"虚"的特点，以补益 DR 之本虚。

（二）化瘀

DR 眼底出血、眼底血管病变与中医学瘀的病理特点相似，此时 DR 治疗应在前期健脾滋阴的基础上加用活血化瘀药物，常用药物有红花、牡丹皮、三七等。现代研究表明活血化瘀中药具有降血压、降血脂、抑制血小板聚集等作用，对 DR 增殖前期毛细血管闭塞及眼底缺血缺氧都有改善作用。DR 中、重度非增殖期可采用经验方（西洋参、生地黄、淮山药、山茱萸、牡丹皮、枸杞子、女贞子、菟丝子、肉苁蓉、当归、益母草、鬼箭羽、三七）加减，其中西洋参、淮山药补气养阴，生地黄、枸杞子、女贞子、山茱萸滋阴养血明目，菟丝子、肉苁蓉补益肾阳，阴阳互根，阳生阴长，牡丹皮、当归、益母草、鬼箭羽、三七活血养血，全方共奏补益肝肾、活血明目之效。

（三）消痰

DR 患者体内糖基化终产物堆积、氧化应激增强、新生血管形成，其病机变化为"气虚则血涩而成痰"，最终归为"痰瘀"。常用药物有瓜蒌、半夏、昆布等。现代研究表明瓜蒌具有抗血小板聚集、增加细胞免疫等作用。半夏具有降血脂的作用。这些作用通过干预氧化应激、改善血液流变学等间接对DR增殖期新生血管形成有抑制作用。对于增殖期DR的治疗采用经验方（生黄芪、黄精、枸杞子、女贞子、菟丝子、三七粉、丹参、蒲黄、昆布、瓜蒌）随症加减。方中生黄芪、黄精气阴双补，枸杞子、女贞子、菟丝子阴阳双补，三七粉、丹参、蒲黄活血化瘀止血，昆布、瓜蒌消痰散结，全方共奏扶正活血、祛痰散结之效，临床观察效果满意。

中药复方通过多靶点整体调节发挥降血糖、降血压、降血脂、改善血液流变学及免疫调节等作用，在DR早期预防及改善预后方面均有良好效果。辨病与辨证相结合是中医重要诊疗方法之一，目前有学者认为DR病机转化为阴虚内热致气阴两虚致阴阳两虚；也有学者认为DR病机转化为气阴两虚到肝肾亏虚到阴阳两虚。我们课题组通过临床经验总结及理论探索，发现随着DR病情进展病机演变存在着虚-瘀-痰的变化过程，在DR的临床分期中分别对应DR的轻度非增殖期，中、重度非增殖期，增殖期。DR的轻度非增殖期病机以"虚"为主，脾虚引起肝肾阴虚，治疗在补脾同时兼顾滋养肝肾之阴；DR中、重度非增殖期病机以"瘀"为主，阴虚进一步导致血瘀，治疗在补虚的同时辅以活血化瘀；增殖期病机特点以"痰"为特点，血瘀日久致痰瘀互结，治疗上扶正化瘀消痰并用。根据以上特点，我们课题组对DR在用西药治疗的基础上同时选用相应中医经验方，形成DR的病症结合诊疗体系，经临床验证，效果良好。通过早期干预治疗，可以延缓DR病情发展，改善预后，降低致盲率。

（徐灿坤）

第二节　糖尿病肾病诊治经验

徐云生教授从事中西医结合临床30余年，对糖尿病肾病的防治积累了丰富的经验，从大量的临床及科研研究中形成独特的学术思想，并取得良好的效果。徐教授认为，糖尿病肾病大致可归属于中医学之"消渴""尿浊""水肿"以及"关格"等范畴。本病不同于普通的肾病，有其独有的特点，它是在糖尿病的基础上发展而来。糖尿病肾病发病初始阶段，多以气阴两虚为主，临床表现为消渴证候，此时多为糖尿病肾病Ⅰ~Ⅱ期，即非临床期，而一旦疾病进一步发展到Ⅲ~Ⅳ期，即临床期，则阴损及阳，伤及脾肾，脾肾两虚，临床表现为尿蛋白、水肿、虚劳、关格。而标实则多以痰、湿、热、瘀、毒之邪，其中，脾肾两虚、痰浊瘀血缠绵不去是糖尿病肾病发生发展的重要病机。因此徐教授提出，糖尿病肾病的病机特点为本虚标实、虚实夹杂，本虚在于脾肾亏虚，标实责之瘀血、痰浊，痰瘀互结贯穿于疾病的始终。因此确立了健脾益肾扶其本、化痰活血治其标的治疗大法，并在不同时期，灵活加减扶正与祛邪比重，达到邪去正安的目的。徐教授多年的临床实践及多项课题研究充分论证了痰瘀互结是糖尿病及其并发症的重要病因及病理产物，在健脾益肾的基础上给予化痰活血法对于糖尿病的治疗效果显著。

徐教授治疗糖尿病肾病注重先后天并调，辅以活血化痰利湿之法，观其组方用药之配伍，大致有两个特点。

1. 补泻兼施　①脾肾双补以治其本。健脾使脾气充足，健旺运化，则痰湿之浊得化，精微得布，以绝生痰之源，同时气血得以化生，血行有序而使气力增，瘀血去，水肿消；补肾则肾中精气充足，津液代谢恢复正常，膀胱开合有度而使肾漏减少，水邪去。②瘀浊痰湿并治以治其标。痰瘀阻滞是糖尿病肾病迁延难愈的根本原因之一，所以在健脾益肾的同时，化痰活血是必要之法，可使邪去而精微归于正化。

2. 寒温并用，阴阳并补　气阴两虚为糖尿病之病机特点，然而阴阳互根，病久则阴虚必及于阳，气属阳，其轻者为气虚，重则损及阳气而为阳虚，故取寒温并用，阴阳双补为治疗之法。

一、糖尿病肾病的病机特点

（一）脾肾两虚为其本

1. 脾虚致病　脾居中焦，当膈之下，五行属土，与胃统称为气血生化之源，后天之本，足见二者地位之重要。脾在糖尿病及其并发症的发生发展过程中具有非常重要的作用，目前，脾气虚弱被视为糖尿病肾病的重要病机已为诸多医家所接受。

脾虚之所以导致消渴在于脾功能的特殊性，脾的主要生理功能特点在于化、运、升、统四个方面，"化"指消化，"运"为运输，合而称为"脾主运化"，意思是饮食物先经过脾脏的消化而后被运输至身体各处。脾主运化包括运化水谷和运化水液两个方面，运化水谷是指脾将食物中的精微物质吸收后上输于肺，再由肺宣布于心、肝、肾等脏，化生精气血津液，以营养五脏六腑，四肢百骸以及皮毛、筋肉等组织器官，如《素问·经脉别论》说："食气入胃，散精于肝……食气入胃，浊气归心……经气归于肺。"指出了脾之运化食物的具体表现。清代医家李中梓进一步论述了脾胃的重要性，他在《医宗必读》中说："一有此身，必资谷气，谷入于胃，洒陈于六腑而气至，和调于五脏而血生，而人资之以为生者也，故曰后天之本在脾。"同样，由于脾的运化作用，才能将水液中之精气吸收输布于肺，其"清"者布散于周身而濡养各脏腑组织器官，"浊"者或宣发于皮毛而为汗，或肃降于下焦而为尿，所以《素问·经脉别论》说"饮入于胃，游溢精气，上输于脾，脾气散精，上归于肺，通调水道，下输膀胱，水精四布，五经并行。"足见脾在水液代谢过程中具有相当重要的作用，是不可或缺的一环。"升"，即升清，是指脾气上升，具有将其运化的水谷之精微向上转输至心肺的功能，它是脾主运化功能的表现形式。脾的升清作用在人体气机升降中具有重要作用，可斡旋中焦，畅达气机，调和五脏，因此我们将其称为"枢纽"。若脾能健运，则脾升胃降，气机协调，木气得升，金气能降，水火既济，从而五脏协调，阴平阳秘，故清·黄元御称"中气者，阴阳升降之枢纽，所谓土也""中气者，和济水火之机，升降金木之轴"。"统"是统摄、控制之义，除血液之外，人体之水谷精微无不由脾所调摄，正因为脾虚不摄，才导致了糖尿病肾病病人大量的葡萄糖和蛋白质的丢失；另外从五行来看，脾属土而制水，张介宾说"水唯畏土，故其制在脾"。若脾虚失制，则水不归正路，亦可随小便而去，因此出现尿频而量多。脾的上述特点在人体中发挥着极为重要的作用，但必须在"脾气健运"的前提下才能正常运行，若脾运失健，则运化迟滞，统摄失职，清者不得升而反降，浊者不得降而内停，各种病变接踵而至，糖尿病肾病也正是在此基础上形成的。

脾失健运的原因，不外以下几点。①饮食不节：过食肥甘厚腻，饮酒无度，超过了脾胃的运化能力，运化不及，以致饮食积滞，内生湿热，热邪伤阴，湿困脾阳，致使脾气日消，渐成脾气亏虚之证，所以《素问·奇病论》说"此肥美之所发也，此人必数食甘美而多肥也，肥者令人内热，甘者令人中满，故其气上溢，转为消渴"。《备急千金要方》曰："凡积久饮酒，未有不成消渴者。"可见，食饮过度在消渴发病中具有非常重要的作用，这就表明了生活水平的提高是糖尿病患者大大增加的根本原因。②劳逸失度：包括过劳和过逸两方面，此二者尤其是过度安逸是引起脾气亏虚的重要因素，适度的运动可促进气血的流通，交通阴阳，保证机体阴平阳秘的平衡状态，而过度安逸则使气血流通不畅而壅滞，以致脾气内困，故《素问》说"久卧伤气""久坐伤肉"，气为脾所生，肉为脾所合，这两句话充分昭示了安逸不动、内损脾气的后果。也许，我们从职业种类与糖尿病患病率的关系中可窥一斑，干部＞知识分子＞职员＞工人＞渔民＞农民＞牧民，可见过逸危害之甚。过逸又往往与饮食不节相辅相成，前者使能量消耗较少，后者加重能量的堆积，这类病人往往形体偏胖，脾气不足，属形盛气衰、痰湿内盛的体质。现代医学已证实，经济水平的提高，能量摄入过多而消耗较少与糖尿病患病率的增高关系密切。过逸伤脾，过劳亦如此，《素问·举痛论》说"劳则喘息汗出，外内皆越，故气耗矣"。脾主四肢，外合肌肉，劳力过度，脾运不及则受伤，反复如此，气力日渐衰少而出现相应的病理变化。③思虑过度：脾在志为思，《素问·举痛论》说"思则心有所存，神有所归，正气留而不行，故气结矣"。过度思虑，使气机郁结，升降失常，中焦被阻，影响脾的运化，使之失于健运，消渴诸证随之而生，这是很多脑力工作者所以患病的一个重要因素。其他如素体脾虚，过用寒凉药物等，均是常见之病因。

脾气既虚，则其"化、运、升、统"之功能均处于失用状态。脾气不足，失于运化，以致谷不得运而停留为滞，故消渴之人多形盛体胖、口中酸浊。"脾土虚弱不能制湿而湿内生也"（《医方考》），脾气不健，水不得运则留而为湿，湿浊内蕴，阻滞中焦，脾胃气机受阻，清不得升，浊不得降，则见恶心腹胀。精、气、血、津液无以化生则虽形盛而气衰，表现为疲乏无力，精神失养，甚则土不制水，水液妄行而为肿胀。《素问·阴阳应象大论》说"清阳实四肢"，又《素问·痿论》说"脾主身之肌肉"。因而当脾失健运时，清阳不能充实四肢，阴精不能濡养肌肉，便见四肢痿软无力，肌肉瘦削，这是糖尿病肾病患者的一个突出症状。又脾主升清，开窍于口，虚则失其散精之职，清气不得上升布达于肺，津液不能上承于口，因而表现为口干唇燥，正如李用粹所说"脾胃气衰，不能交媾水火，变化津液而渴者"。脾不健运，统摄无力，则水谷精微不得升而反降，下趋注于小肠，渗于膀胱，所以小便频数量多而尿甜或有泡沫。此种病变，清代林佩琴认为是很严重的病症，他说"小水不臭反甜者，此脾气下脱，症最重。"由于精微大量流失，机体无津无精可用，必多饮多食以自救，故呈一种胃强脾弱，虚者愈虚，实者愈实之状态，前贤有言"迨至膵病累及于脾，脾气不能散精达肺而津液少，不能通调水道则小便无节，是以渴而多饮多溲也。"道明了脾虚渴饮的机制。

由上可见，脾之运化调摄及升清降浊功能在整个机体代谢中起着主导作用，脾失健运所导致的物质代谢紊乱是产生消渴诸证的根本原因。

2. 肾虚致病　肾居下焦，五行属水，在消渴诸证的发生发展中亦具有非常重要的作用，古之医家论述颇丰。《备急千金要方》说："凡人生放恣者众，盛壮之时，不自慎惜，快情纵欲，极意房中，稍至年长，肾气虚竭……此皆由房事不节之所致也。"元·朱丹溪云："天一生水，肾实主之，膀胱为津液之腑，所以宣行肾水，上润于肺……《素问》以水之本在肾，末在肺者，此也，真水不竭，安有所谓渴哉？"《石室秘录》记载："消渴之证，虽分上、中、下，而肾虚以致渴，则无不同也。"以上论述均说明肾之亏虚为本病病机之根本。近年来，虽然脾在糖尿病及其慢性并发症中的作用越来越受到重视，但"肾虚为本"仍是人们普遍遵守的重要法则，而对糖尿病肾病而言，补肾之法尤显重要。

肾为"水火之脏"，内寓元阴元阳，又称肾阴肾阳，肾阴为阴液之源，肾阳为阳气之根，古人既称肾为"先天之本"，是与其生理功能密不可分的。如《素问·六节藏象论》说："肾者主蛰，封藏之本，精之处也。"言明肾能贮藏精气而不致无故流失，保证了肾阴对机体的濡润和滋养以及肾阳对脏腑组织器官的温煦和生化的作用。肾阴和肾阳既是对立的又是统一的，二者处于一种动态的平衡中，一旦由于某种因素破坏了它们的平衡，则会出现相应的病理变化。肾脏的另一功能是司水液代谢，《素问·上古天真论》说"肾者主水"，《素问·逆调论》亦说"肾者水脏，主津液"。

肾的这一功能，主要是靠肾的气化作用实现的。《医宗必读·水肿》谓："脾土主运行，肺金主气化，肾气主水液，凡五气所化之患皆归于肾。"具体表现在水液的"升清降浊"和膀胱的开合两方面。受肾的气化作用，水液之清者才能上升于肺，布散周身，谓之"升清"，浊者下注膀胱而为尿，谓之"降浊"，膀胱之开合亦因肾之气化而调摄有度。因此，肾气之强弱对人体至关重要，强则精藏水调，延年益寿；弱则精失水乱，病不旋踵，故《素问·上古天真论》告诫曰"勿快其心，逆于生乐"。勿"以酒为浆，以妄为常，醉以入房"，以保肾中之精气。肾弱之由，不外素体肾虚、房劳致虚、年老体虚、久病自虚；而肾气之虚，又有阴虚、阳虚和阴阳俱虚之异，其机制和表现各自不同。阴虚为主者，各脏腑组织不得阴液的濡润和滋养，遂致燥热内生，所以程钟龄说"三消之证，皆燥热结聚也……三消之治，不必专执本经，而滋其化源，则病易痊矣"。所谓化源者，肾中之阴也，燥热既生，在上则肺热阴虚，通调不利，津液不布，故而渴饮无度，其溲多而频者，上虚不能制下也；在中则胃热消谷，易饥能食；在下则精不藏而反失，出现尿浊尿甘，此皆阴亏之所为病。若肾阳一虚，则阳气无根，其蒸腾气化的作用减弱，水液之清者不能上升于肺而尽降于下，所以上见渴而多饮，下见小溲增多；膀胱之开合亦因阳虚而失度，开多合少则尿频无度，开少合多则面浮身肿。由此可见，不论肾阴亏还是肾阳虚，都是消渴发生的主要原因，但阴阳互根，阳生阴长，阳杀阴藏，一方的病变必然会损及另一方，所以二者往往是同时并见的，只是程度的差别而已。

　　脾肾二脏在糖尿病肾病的发病过程中均起着重要作用，但二者均不是孤立的，而是相互作用、相互影响的，前者为后天之本，运化水谷以生精、气、血、津液；后者为先天之本，闭藏精气以濡养温煦脏腑组织，二者在生理上相互资生，相互促进。肾主藏精，赖脾运化水谷精微以滋养才能不断充盈，故《素问·上古天真论》说"肾者主水，受五脏六腑之精而藏之"。脾之运化，又赖肾阳以温煦，故云"脾阳根于肾阳"。此谓先天养后天，后天生先天。病理上二者亦相互影响，互为因果，若后天脾失健运，谷精不化，则肾失所养而精亏；若先天肾气亏虚，则脾失温煦，不得运化而后天之精不成。因此，糖尿病发展至糖尿病肾病阶段，脾肾亏虚成为其主要病机。

（二） 痰瘀阻滞为其标

瘀血和痰浊都是糖尿病发展过程中重要的病理产物，它们因糖尿病而生，同时又加重糖尿病病情，成为糖尿病多种并发症的基础。其来源不外气、阴、阳虚。气虚者，缘于脾，脾气虚不能行血则血行缓慢而瘀滞，《医林改错》载"元气既虚，必不能达于血管，血管无气，必停留而瘀"。脾不化湿则水湿内停而为浊。阳虚者缘于肾，肾阳不足失其温煦气化，"血得温则行，得寒则凝"，故血不得温而瘀滞于内；水湿亦不得肾阳之蒸腾气化而停滞。阴虚燥热，津亏不载血行则血亦瘀塞。在古籍文献中，并没有痰瘀致消的明确记载，但两者的关系可从对痰瘀湿浊的一些解释中窥见一斑。如关于瘀血的论述，在《灵枢·五变》中说"怒则气上逆，胸中蓄积，血气逆留，髋皮充肌，血脉不行，转而为热，热则消肌肤，故为消瘅"。此条虽言情志是消瘅的病因，但同时暗示了"血脉不行"亦有间接影响。《医学入门·消渴》载："三消……总皆肺被火刑，熏蒸日久，气血凝滞。"明确点出了瘀血可因消渴而生。《金匮要略》有曰："病人胸满，唇痿舌青，口燥，但欲漱水不欲咽，无寒热，脉微大来迟……为有瘀血""病者如热状，烦满，口干燥而渴，其脉反无热，此为阴伏，是瘀血也。"描述了瘀血口渴之表现。中西汇通之先驱唐容川在《血证论》中叙述得更为详尽："瘀血在里则口渴……内有瘀血，故气不能通，不能载水津上升是以发渴，瘀血去则不渴矣。"明确提出瘀血内阻，气不载津是口渴的主因。可见，瘀血作为一种病理产物，是加重消渴诸证的重要因素。《素问·调经论》有言："五脏之道，皆出于经隧，以行血气，血气不和，百病乃变化而生。"故可说血瘀是糖尿病肾病的关键病因之一。血瘀的这种作用，在大量的临床观察和动物实验中已得到了证实。临床当中主要是通过症状、体征的观察以及活血化瘀药物的有效运用来说明血瘀的存在。除瘀血之外，痰浊之邪也是糖尿病肾病发病过程中不可或缺的因素，古人已认识到"消渴病久，肾气受伤，肾主水，肾气虚衰，气化失常，开阖不利，水液聚于体内而为水肿""消渴饮水过度，脾土受湿而不能有所制，则泛溢妄行于皮肤肌肉之间，聚为浮肿胀满而成水也"，说明脾肾失常，水湿不化可致其病。从临床来看，糖尿病肾病患者常见的水肿、口中浊味、舌苔厚腻即是明征。又"血不利则为水""水能病血，血能病水"，瘀浊既成之后，又相互为病，气机为之阻滞不通，百病因之变化而生。因此，痰瘀是糖尿病发展的必然结果和糖尿病肾病等并发症的病变基础。

（三） 本虚标实，互为因果

糖尿病肾病是糖尿病因失治、误治或治之不当而产生的并发症，病程较长，病机复杂，本虚标实为本病的基本病机，在不同的发展阶段，其病机的侧重点不同。在疾病的早期，脾肾两虚，痰瘀内蕴是其主要病机，脾肾亏虚为根源，痰瘀阻滞为关键，二者相互影响，互为因果。古人云："旧血不去则新血不生。"瘀血生成之后，正常的血液减少，机体失于滋养，则脾不得养，血不生精，脾肾日渐消败；水湿痰浊内蕴，困顿脾阳则脾气不醒而失运。可见，脾肾与痰瘀互为致病原因，因虚致实，因实致虚，实者愈实，虚者愈虚，病机错综复杂，促使病情不断恶化。

二、健脾益肾，化痰活血法的确立

综上所述，本虚标实是糖尿病肾病的基本病机，本虚即脾肾气虚，标实即痰浊瘀血之邪。遵照《素问·三部九候论》所讲："虚则补之，实则泻之"以及《素问·阴阳应象大论》"治病必求于本"的原则，根据病情，我们拟订了扶正祛邪、标本兼治的治疗法则。扶正即以健脾益肾为主，脾肾气强，有助于机体抗邪和祛除病邪，即正胜则邪去；祛邪即活血化瘀、祛痰泄浊，因势利导，引邪外出，有利于固护正气，即邪去则正安。若偏颇一方，则攻邪仅收一时之效，久必伐正，使正气更虚；一味扶正，则易使邪气留恋难去，正气亦难恢复。因此，扶正祛邪，通补兼施是本病的基本治法，据此，确立了健脾益肾扶其本、化痰活血治其标的治疗大法。

三、糖肾经验方之方药分析

（一） 方药组成功效

1. 药物组成　生黄芪、生地黄、枸杞子、肉桂、茯苓、猪苓、牡丹皮、红花、半夏、瓜蒌、山药、大黄、桃仁、马齿苋、泽泻、路路通。

糖肾经验方以八味地黄丸为基础，去燥烈辛散之附子，酸涩之山茱黄，加补气之生黄芪，补肾之枸杞子，化痰之姜半夏、瓜蒌，祛湿浊之猪苓、泽泻，活血通腑之桃仁、熟大黄，化瘀生血之红花，清热生津之马齿苋等药物配伍而成。

2. 药物功效

生黄芪：原作黄耆，李时珍在《本草纲目》曰："耆，长也，黄耆色黄，为补药之长，故名，今俗作黄芪"言其补气之力宏。黄芪味甘，性微温，主归脾、肺经，具升发之性，既能温补脾胃，升举清阳，又可直达肌表，固护卫阳，且能鼓舞正气以托毒排脓，温运阳气以利水消肿，凡与气虚有关的各种病证，均可配伍应用。《神农本草经》将其列为上品，谓其"主痈疽久败疮，排脓止痛……补虚，小儿百病"，朴实地记载了本品的主治范围。《名医别录》加以补充，言其疗"妇人子脏风邪气，逐五脏间恶血，补丈夫虚损，五劳羸瘦，止渴，腹痛，泄痢，益气，利阴气"，指出黄芪既可益气，又可祛瘀，尚有止渴之功能。《药性论》曰："主虚喘，肾衰，耳聋。"指出本品具有补肾疗虚之作用。《日华子本草》认为本品"助气壮筋骨，长肉，补血，破癥痕"，治"消渴，痰嗽"，首次提出了黄芪治疗"消渴"之功用。金元医家加以发扬，张元素总结本品："甘温纯阳，其用有五，补诸虚不足，一也；益元气，二也；壮脾胃，三也；去肌热，四也；排脓止痛，活血生血，内托阴疽，为疮家圣药，五也。"王好古说："黄芪……柔脾胃，是为中州之药也……又补肾脏元气为里药，是上中下内外三焦之药。"《本经疏证》说："黄芪一源三派，浚三焦之根，利营卫之气，故凡营卫间阻滞，无不尽通。"张璐《本经逢原》认为黄芪"性虽温补，而能通调血脉，流行经络，可无碍于壅滞也"。《医学衷中参西录》更认为黄芪"善利小便"。从诸多论述中可以看出，黄芪既可健脾，又能益肾；既能补气血，又可通血脉利水肿，更兼愈消止渴之能，因此是治疗糖尿病肾病的对证良药。

生地黄：又称干地黄，其味甘苦而性寒，主归心、肝、肾三经，本品甘寒质润，既能清营凉血以泄邪热，又能滋肾阴而润燥。《神农本草经》谓其"主折跌绝筋，伤中，逐血痹，长肌肉，作汤除寒热积聚，除痹，生者尤良。"道明了地黄既"长肌肉"，又通"血痹"。《名医别录》则载："主男子五劳七伤，女子伤中、胞漏、下血，破恶血，尿血，利大小肠，去胃中宿食……补五脏内伤不足，通血脉，益气力，利耳目"。详细地记载了生地的功用。其后《药性论》也提出："补虚损，温中下气，通血脉。"指出该药既可补内虚不足，又能逐血瘀。《神农本草经疏》曰："干地黄，乃补肾家之要药，益阴血之上品。"而《本草求原》有言："干地黄乃补宣并行，为因虚得实之良药……因精虚以致邪实，而邪实益致精虚，故以此宣邪以补虚，而后乃用纯补，方有次序。"由此可见，干地黄补肾虚，清虚热，通血脉，是补中兼清，补中寓通之上品。因此，对肾虚所致消渴，无论新久均宜应用。

山药：味甘性平，主归脾肺肾经，功能益气养阴、补脾肺肾。其色白入肺，味甘入脾，液浓益肾（张锡纯语）。既补脾肺肾之气，又益脾肺肾之阴，且功兼固涩；其性甘平和缓，不燥不腻，为补脾养肺益肾最为平和之药。《神农本草经》将其列为上品，谓："主伤中，补虚羸，除寒热邪气，补中，益气力，长肌肉。"《金匮要略》载方以之为治疗虚劳之主药："虚劳诸不足，风气百疾，薯蓣丸主之。"尤怡解释曰："其用薯蓣最多者，以其不寒不热，不燥不滑，兼擅补虚祛风之长。"（薯蓣即山药之别名）。《本草正》认为本品能"健脾补虚，滋精固肾，治诸虚百损，疗五劳七伤，第其气轻性缓，非堪专任，故补脾肺必主参、术；补肾水必君茱、地"。《本草求真》又提出"补脾阴"之说。由此可见，山药性平而功在于补益，既补诸气，又且养阴生津以止渴，补中寓涩而不泄利，故广泛用于糖尿病及其各种并发症中。

枸杞子：味甘性平而质润，主归肝、肾二经。功能入肾生精益髓而强筋骨，入肝助精血上奉而明目益神，为滋补强壮之良药。《神农本草经》谓其："主五内邪气，热中消渴，周痹风湿，久服，坚筋骨。"可见，枸杞治疗消渴已有悠久历史。《神农本草经疏》谓其"润而滋补，兼能退热，而专于补肾、润肺、生津、益气，为肝肾真阴不足，劳乏内热补益之要药"。《本草述》："治虚劳……消瘅。"王好古言："主心病嗌干，心痛，渴而引饮，肾病消中。"《本草通玄》有载："枸杞子，补肾益精，水旺则骨强，而消渴、目昏、腰疼膝痛无不愈矣。"《本草正》论曰："枸杞，味重而纯，故能补阴，阴中有阳故能补气，所以滋阴而不致阴衰，助阳而能使阳旺……其功则明耳目，添精固髓，健骨强筋，善补劳伤，尤止消渴。"

以上论述均明确指出枸杞既扶正又止消，而其愈消之理在于枸杞补肾益精之功，补肾能使肾旺而阴液有源，阴津上承而渴止。因此，枸杞在糖尿病肾病中得到广泛应用。

肉桂：味辛而甘，气香走串。其性热，功能下达，壮元阳消阴翳，通血脉，且能引火归原，为温补肾阳之要药。《神农本草经》载："主上气咳逆……补中益气。""主百病，养精神……为诸药先聘通使。"记载了肉桂有扶正、祛邪两方面的作用。《日华子本草》则归纳其主要作用："补五劳七伤，通九窍，利关节，益精，明目，暖腰膝，破痃癖症瘕……续筋骨，生肌肉。"以上所载，既言其性温，又言其味辛，故可宣通血脉，温中祛邪。其后，李时珍引王好古之言："补命门不足，益火消阴。"《本草汇言》则进一步论述："此味厚甘辛大热，下行走里之物，壮命门之阳，植心肾之气，宣导百药，无所畏避，使阳长则阴自消。"均强调其温肾散寒之功，由此可知肉桂性味雄烈而功在下焦。除此之外，《本草汇》言："肉桂，散寒邪而利气，利气下行而补肾，能导火归原以通其气，达子宫而破血堕胎，其性彪悍，能走能守之剂也……亦能冲达而和血气"。《本草从新》言其"引无根之火，降而归元"，明确指出肉桂具"导火归原"之作用，因此对虚在下焦而上焦浮火之证可视病情而酌情配伍。

茯苓：性味甘淡而平，主归脾、肾、心、肺经，既能健脾，又能利湿，为脾虚湿盛常用之品。其性甘则能补，淡则能渗，补而不峻，利而不猛，性质平和。《神农本草经》将其列为上品，谓："主口焦舌干，利小便。"《名医别录》又谓其："止消渴，好睡，大腹，淋沥，膈中痰水，水肿淋结。开胸腑调脏气，伐肾邪，长阴，益气力，保神守中。"指出了茯苓利小便、止消渴的双重作用。元·王好古《汤液本草》提出"茯苓，伐肾邪，小便多能止之，小便涩能利之，与车前子相似，虽利小便而不走气"的双向调节特点，可见，诸多医家认为本药具扶正而祛湿利小便之效，且能"治口焦""止消渴"。《理虚元鉴》对其论述较为详尽，绮石先生言："有谓茯苓善渗，下元不足者忌之，非也。盖茯苓为古松精华蕴结而成，入地最久，得气最厚，其质重，其气清，其味淡。重能培土，清能益金，淡能利水，惟其得土气之厚，故能调三部之虚。虚热虚火湿气生痰，凡涉虚者皆宜之，以其质中和粹美，非他迅利克伐者比也。夫金气清降，自能开水之源，土气调平，自然益气之母，三脏既理，则水火不得凭凌，故一举而五脏均调，又能为诸阴药之佐，而去其滞；为诸阳药之使，而宣其道。补不滞涩，泄不峻利，精纯之品，无以过之。"

猪苓：味甘淡，性平而偏凉，主归肾、膀胱经，功能利水渗湿。《主治秘要》云："气味俱薄，升而微降。"其性以淡渗见长，专主渗泄，利水之功优于茯苓，药性又平和，故可用于多种水肿。《药品化义》记载："猪苓味淡，淡主于渗，入脾以通水道，用治水泻湿泻，通淋除湿，消水肿，疗黄疸，独此为最捷，故云与琥珀同功，但不能为主剂，助补药以实脾，领泻药以理脾，佐温药以暖脾，同凉药以清脾。"说明猪苓功专利水。金·张元素《珍珠囊》补充其"渗泄，止渴"之效。明·李梴亦言其有"治中暑，消渴"的作用。上述记载虽未言猪苓治何种渴，但从本药之性味来看，当是水湿蕴于内所致之渴。《本草纲目》论曰："猪苓淡渗，气升而又能降，故能开腠理，利小便与茯苓同功，但入补药不如茯苓也。"《本草汇言》云："猪苓，渗湿气，利水道，分解阴阳之的药也。此药味甘淡微苦，苦虽下降，而甘淡又能渗利走散，升而能降，降而能升，故善开腠理，分理表阳里阴之气而利小便。"此均言其利水之功胜。

泽泻：因泽泻能利水为泻，如沼泽水之泻去，故得此名，即《本草纲目》所言："去水曰泻，如泽水之泻也。"本品味甘淡而性寒，主归肾、膀胱经，功能利水渗湿，泄热。其利水作用似于茯苓，为各种水湿之证所常用。《神农本草经》言其："主风寒湿痹，乳难，消水，养五脏，益气力，肥健。"《名医别录》云："补虚损五劳，除五脏痞满，起阴气，止泄精、消渴、淋沥，逐膀胱三焦停水。"明确记载了本品既利水，又补正，尚能止消渴。《药性论》载曰："泽泻主肾虚精自出，宣通水道。"表明了本品可以止精漏、利水道的作用。《医学启源》进一步阐释其功效，谓之"除湿之圣药也，沉而降，阴也。其用有四：入肾经一也，去旧水、养新水二也，利小便三也，消水肿四也"。《日华子本草》言其："治五劳七伤，主头旋，耳虚鸣，筋骨挛缩，通小肠，止遗沥……补女人血海，令人有子。"此外，《本草新编》还提出泽泻"滋阴"之说："泽泻不独利水消湿，尤善滋阴……泽泻善泻肾中邪火，泻邪火而所以补真水也。"可见，泽泻功擅利水，而有以泻为补之力。

牡丹皮：苦辛性寒，主归心、肝、肾经。其气清芬透达，既能入血清热化滞，又善清透阴分伏火，既可凉血又能活血，凉血而不致瘀滞，活血又不致妄行。《神农本草经》谓其："除癥坚瘀血留舍肠胃，安五脏。"《日华子本草》载："除邪气，悦色，通关腠血脉……消扑损瘀血，续筋骨。"《神农本草经疏》曰："牡丹皮，其味苦而微辛，其气寒而无毒，辛以散结聚，苦寒除血热，入血分。"均说明丹皮以入血分化瘀血为专长。《本草汇言》言："牡丹皮，同当归、熟地则补血；同莪术、桃仁则破血；同生地黄、芩、连则凉血；同肉桂、炮姜则暖血；同川芎、白芍药则调血；同牛膝、红花则活血，同枸杞、阿胶则生血；同香附、牛膝、归、芎，又能调气而和血。"则从配伍的角度说明只要应用得当，丹皮可用于多种血证。

桃仁：味苦甘而性平，主归心、肝、肺、大肠经，功能活血祛瘀，润肠通便，止咳平喘。《神农本草经》言其："主瘀血，血闭癥瘕，邪气。"明确说明桃仁是以活血为主的药物。张元素言其："治血结，血秘，血燥，通润大便，破蓄血。"《本草药性大全》更认为桃仁具"去小腹血凝成块，消瘀血，破癥瘕，血结坚癖"之功，说明桃仁具有很强的活血化瘀作用。李杲总结说："其功有四：治热入血室，一也；泄腹中滞血，二也；除皮肤血热燥痒，三也；行皮肤凝聚之血，四也。"《医林纂要》认为桃仁能"补肝和脾，缓肝，能生新血"。观古人所载，桃仁乃活血逐瘀之峻品，又能润肠腑而通便，为临床常用之药。

大黄：味苦性寒，主归胃、大肠、肝经，《医学启源》说："其性走而不守。"《主治秘要》云："性寒味苦，气味俱厚，沉而降，阴也。"本品集泻火、通便、解毒、活血于一身，能荡涤肠胃而泻浊，故又称"黄良"。大黄入药历史久远，《神农本草经》给予了高度评价："下瘀血，血闭，寒热，破癥瘕积聚，留饮宿食，荡涤肠胃，推陈致新，通利水谷，调中化食，安和五脏。"《神农本草经疏》说："大黄气味大苦大寒，性禀直遂，长于下通……为二便不通及湿热胶痰滞于中下二焦之要药。"《本草正义》又说："大黄，迅速善走，直达下焦，深入血分，无坚不破，荡涤积垢，有犁庭扫穴之功。"《药性论》则言其可"利水肿"。《日华子本草》亦说："通宣一切气，调血脉，利关节，泻壅滞水气……利大小便。"此外，攻下派代表人物张从正又提出通下可以补虚的观点："陈莝去而肠胃洁，癥瘕尽而营卫昌，不补之中有真补存焉。"大黄之性生用则峻，熟用则缓，《本草正》提出："大黄欲速者生用……欲缓者熟用。"熟大黄缓和之性，正适合糖尿病肾病正虚邪实之体。大黄较好的活血祛瘀作用有以下特点：一是能祛瘀血，使体内之瘀血从下排出；二是可清瘀热，治疗瘀血阻滞引起的多种病证。李中梓说："按大黄之入脾胃大肠，人所解也，其入心与肝也，人多不究。昔仲景百劳丸、䗪虫丸都用大黄以理劳伤吐衄，意最深微。盖以浊阴不降则清阳不升者，天地之道也；瘀血不去则新血不生者，人身之道也。蒸热日久，瘀血停于经络，必得大黄以豁之，则肝脾通畅，陈推而新致矣。"张锡纯亦说："大黄味苦气香性凉，能入血分，破一切瘀血。为其气香，故兼入气分，少用之亦能调气，治气郁作疼……其香窜透窍之力，又兼利小便。"《金匮要略》即以大黄配伍组方桃核承气汤治疗下焦蓄血之证，而当世名医熊曼琪则引用此方治疗糖尿病肾病，取得了良好效果。

红花：其性辛散温通，主入心、肝二经血分，功能活血通经、祛瘀止痛，凡瘀血所致诸证均可应用。《开元本草》谓其："主产后血运口噤，腹内恶血不尽。"《本草纲目》称本品："活血，润燥，止痛，散肿，通经。"说明红花是以活血为主的药物。此外，还有医书记载红花具有补血之功，如《医要集览》载其："逐腹中恶血，而补血虚之虚；除产后败血，而止血晕之晕。"《本草衍义补遗》曰："多用则破血，少用则养血。"由此可见，红花乃活血化瘀之良药，能祛旧血而生新血，故为临床所常用。

马齿苋：味酸以生津，性寒可清热，主归肝、大肠经。《蜀本草》谓之能"破痃癖，止消渴"，是目前治疗糖尿病常用之药。

路路通：味辛苦而性平，归肝、胃、膀胱经，既能行气宽中，又能活血通络，兼可利水消肿，借其通利之性，驱逐经络之留滞。《本草纲目拾遗》载："其性大能通行十二经穴，故《救生苦海》治水肿胀用之，以其能搜逐伏水也"又能"明目，祛湿"。《中药志》论述其能："通经利水……治月经不调，小便不利，水肿胀满等证。"一药而气、血、水均治，故徐教授以之为治疗糖尿病肾病的常用之品。

瓜蒌：具有阴厚而质润的特点，性甘，归肺、胃、大肠经。清肺化痰、利气宽胸、润肠通便。《本草纲目》记载"润肺燥，降火……涤痰结、止消渴、利大肠、消痈肿疮毒"。《本草蒙筌》记载："解消渴生津，悦皮肤去皱。"《本经逢原》说："栝楼实甘寒润燥，宜其为治嗽消痰止渴之要药，以能洗涤胸膈中垢腻郁热耳"。故徐教授喜用之治疗痰浊壅盛之证。

半夏：性温味辛，有毒。归脾、胃、肺经，功效燥湿化痰，降逆止呕，消痞散结。《药性论》记载："消痰涎，下肺气，开胃健脾，止呕吐，去胸中痰满。"《本草汇言》记载："半夏，散风寒，利痰涎，开结气，燥脾湿，温内寒之药也。"

（二）药物配伍功能及特点

糖肾经验方以先后天并调为主，辅以活血化痰利湿为法。方中生黄芪温补脾胃，大补元气，以复脾脏"化、运、升、统"之职，能升举下陷之清气，并能利水消肿以驱逐停留体内的水湿浊邪；生地黄大补肾阴以补肾中之气，并能润燥止渴；山药兼入肺、脾、肾三脏，平补而不泻，滋其阴，益其气，兼有收敛之性；枸杞子补肾以固精；肉桂温补命门，微生少火。上述药物配伍可补脾胃，益元气，滋肾阴，温肾阳，故以之共为主药。桃仁、熟大黄活血通腑，腑气通则湿浊易去，气机顺畅；丹皮、红花活血化瘀；茯苓健脾利水；猪苓、泽泻利水消肿；瓜蒌、半夏燥湿化痰，马齿苋酸能生津，寒以清热，以上同为臣药；路路通行气、活血、利水消肿，其性辛通，能通行十二经，故以之为佐使之药。综观方药之组成配伍，大致有以下特点。

1. 补泻兼施

（1）脾肾双补以治其本：肾为先天之本，主藏精气，是人身阴液阳气之根源，五脏功能活动的原动力；脾为后天之本，为气血化生之源，所生之精下贮于肾而秘藏之。两者相互依存，相互为用。脾健则肾中精气得以充养，肾旺则脾得温煦而健运。健脾，使脾气充足，运化健旺，清者得升，浊者得降，则湿浊得化，精微得布，以绝生湿之源，同时气血得以化生，血行有序而使气力增、瘀血去、水肿消，故本方以黄芪、山药、茯苓健运脾气，使五脏气血充沛，先天之本有精可藏；补肾，则肾中精气充足，水液代谢恢复正常，膀胱开合有度而使肾漏止、水邪去，而脏腑亦得动力之源，故以地黄、枸杞子补益肾精，使后天之本得以资助化生。其中，黄芪、山药乃临床治疗糖尿病肾病常用对药，黄芪甘温，补气升阳，利水消肿，而偏于补脾阳；山药甘平，补脾养肺，养阴生津，益肾固精，而侧重于补脾阴，二药伍用，一阳一阴，阴阳相合，相互促进，相互转化，共收健脾胃、促运化、敛脾精、止漏浊，消除尿糖及蛋白之功。

（2）痰瘀并治以治其标：痰瘀阻滞是糖尿病肾病迁延难愈的根本原因之一。痰瘀不去则正气难生，气机阻滞不畅，五脏六腑不得安和。所以在补肾健脾的同时，化痰活血是必要之法，如此则邪去而精微归于正路。故本方以瓜蒌、半夏燥湿化痰，茯苓、泽泻、猪苓利水化湿；桃仁、熟大黄化瘀通腑；红花活血化瘀，路路通既活血又利水，使之邪去而正安。

2. 寒温并用，阴阳并调　这是本方的另一配伍特点。气阴两虚为糖尿病之病机特点，然而阴阳互根，病久则阴虚必及于阳；气属阳，其轻者为气虚，重则损及阳气而为阳虚，故病至糖尿病肾病阶段常表现为阴阳两虚之象，所以患者常见腰酸无力、手足不温，甚则畏寒、水肿、夜尿频多。张介宾说："无阳则阴无以化，无阴则阳无以生……善补阳者，必于阴中求阳，则阳得阴助而生化无穷；善补阴者，必于阳中求阴，则阴得阳升而源泉不竭。"故本方阳气与阴津并补，如黄芪甘温益气，肉桂辛热生火；而生地黄、枸杞柔润滋腻以补肾中之阴，所谓"孤阴不生，独阳不长"。除此之外，熟大黄与肉桂并用则属寒温配伍，很多糖尿病肾病的患者，存在腑气不畅，大便秘而不通，因此取大黄之通腑活血解毒，以使邪有出路，从下而去，大黄用熟者，以熟大黄性缓，不似生者之峻而伤正。但是糖尿病发展至肾病阶段多已伤阳，况且大黄究为寒凉之品，久用毕竟亦能败阳，故伍用肉桂，一则温补元阳，使少火生虚寒去；二则引火归原，使在上之火归肾，既缓火热伤津，又补命门不足；三则缓大黄之寒，去大黄之性而取其用。而大黄之性寒，又可缓肉桂辛热之弊，二者一寒一热，可温可清，可补可泻，使浊邪去而不伤阳，肾阳复而不伤津。二者合用，共奏温阳泄浊，活血解毒之功。熟大黄、肉桂二药在糖尿病肾病的治疗中具有重要作用。

徐教授在临床实践中，十分重视在中医理论指导下借鉴现代医学方法和研究成果，继承不泥古，创新不离宗。在临证糖尿病肾病的过程中"谨守病机，各司其属，有者求之，无者求之，盛者责之，虚者责之。"根据本病病机特点，宜标本兼顾，整体调节，重点突出，即在健脾益肾的基础上，予以化痰利湿、散瘀泻浊、攻逐实邪之法，取得了良好的临床效果。

（徐灿坤）

第三节　糖尿病视网膜病变流行病学及中医药研究进展

DR 是由糖尿病引起的眼底视网膜微血管病变，具有特异性，是糖尿病的严重微血管并发症之一，也是全球范围内青壮年劳动力人群的首要致盲原因、西方国家老年患者双眼致盲主要原因之一。DR 的视力丧失主要归因于视网膜血管异常——高通透性、低灌注和新血管生成，最终导致视网膜神经元、神经胶质细胞的解剖及功能改变。中医药治疗 DR 有独特优势，本节结合近年来相关研究，将 DR 的流行病学及中医药研究进展综述如下。

一、流行病学

糖尿病是一种常见的慢性疾病，严重影响人们的健康状况和自然寿命。随着经济的快速发展、人口老龄化的加剧以及生活方式的改变，糖尿病发病率快速递增。大数据调查显示，DR 作为糖尿病常见的并发症之一，其发病率和致盲率也逐年攀升。由中华医学会糖尿病学分会（CDS）发起的对 1991～2000 年住院患者糖尿病慢性并发症的全国回顾性分析显示，糖尿病患者眼病患病率为 34.3%，随病程和年龄的增长，2 型糖尿病 DR 的患病率也不断增加。对 19 项中国 1991～2012 年 DR 流行病学研究的荟萃分析表明，DR 的患病率为 23.0%。2012 年在全世界范围内的糖尿病患者中，DR 患病率为 34.6%。新确诊糖尿病患者中 DR 发病率为 15.5%。1 型糖尿病患者 DR 发病率 10 年病程者中约 80%，15 年以上病程者几乎100%；2 型糖尿病患者 DR 发病率诊断时即有者约 15%，10 年病程者达55%，15 年以上病程者约 70%。国外研究中，西班牙西北部地区的 DR 调查也表明，DR的发病率与年龄和性别无关，与病程长短有明显关系。1型和2型糖尿病患者致盲率分别为3.6%和1.6%。但由于受到不同人群、不同地区等多因素的影响，DR发病率不一。

二、中医病机

中医对本病早有探索，如刘完素在《河间六书》中提出"消渴可变为雀目或内障"。根据DR的临床证候，中医将本病概括为"视瞻昏渺""云雾移睛""暴盲""血灌瞳神"等范畴。袁崇智等认为DR的发生发展过程中最根本的病理基础是阴虚，最重要的病机是气阴两虚（可发展为阴阳两虚），直接致病因素是血瘀、痰湿，本虚标实、虚实夹杂是该病的证候特点，同时肝肾虚损与本病的发生也存在紧密关系。谢学军等研究表明DR的发生虽与五脏虚损均有关系，但与肝肾虚损更加密切。正如《银海精微》所言："肝肾之气充，则精彩光明；肝肾之气乏，则昏蒙眩晕"。秦裕辉认为DR病因病机是以"血瘀为标、阴虚为本、肾虚为根"。张亚欣等认为DR作为消渴病"消瘅期"的眼部并发症，其病机演变规律不仅与消渴病相符合，还具有独特的病机变化及证候特征。肝开窍于目，瞳仁属肾，消渴病久及肝肾，肝肾阴虚，导致目失濡养，并发眼病，加之气阴亏损、阴虚内热，气虚无力运血，阴虚血行滞涩，引起眼底脉络瘀阻，导致眼底微血管瘤、水肿、出血、渗出等单纯型DR眼底改变；眼底脉络瘀阻日久不消则生内热，炼液成痰，或脾肾阳虚，内生痰湿，痰瘀互结，导致视网膜新生血管、玻璃体积血机化等增殖性病变，甚则视网膜脱离而致失明。李传课主张DR是在阴虚燥热与脉络瘀滞的基础上发展而来，其主要病机为阴伤、燥热、血瘀，阴阳失衡、脏腑功能失调是发病的关键。目前各医家对DR病因病机的看法尚未形成统一认识。中华医药学会糖尿病分会对现代医家研究进行总结，认为DR基本病机是从初始"气阴两虚"逐渐发展为"肝肾阴虚"并最终引起"阴阳两虚"，而病程演变中包括三个病理因素分别为痰、瘀、郁。

三、中医药治疗

（一）辨证分型

准确辨证才能精准用药，临床上诊治DR时需要根据患者的证候进行辨证分型。王杜云等研究显示早期糖尿病视网膜神经病变患者大部分为脾肾阴虚型。魏玲玲等对 DR 不同病程中各证型分布调查显示病程小于 5 年者，气阴两虚证占 87.25%；病程 5～10 年者，血行瘀滞证占 66.13%；病程 10 年以上者，脾虚气弱证占 55.56%；DR 单纯期、增殖前期多表现为气阴两虚证，增殖期多表现为阴阳两虚证、血瘀气滞证，随病证由气阴两虚→血瘀气滞→阴阳两虚的进展，眼底病变也逐步加重。连晓燕调查显示 DR 辨证分型中气阴两虚、湿热中阻、瘀血阻滞证型较为多见。李志英等研究显示糖尿病患者中血瘀气滞证和阴阳两虚证者发生 DR 显著高于气阴两虚证，并与病程有密切关系；在单纯期和增殖前期 DR 中多为气阴两虚证，增殖期 DR 则多为阴阳两虚证和血瘀气滞证；血瘀气滞证 DR 患者的视力损伤较为严重。

（二） 中医药治疗

1. 辨病辨证治疗　DR 作为糖尿病的常见并发症，严重危害患者的身体健康及生活质量。运用中医治疗能改善眼底病理状态，延迟疾病进展，提高视力，各医家对其进行了进一步的探索。雷晓琴通过辨病、辨证、辨症，将 DR 概括为四型：①阴虚血瘀型，方用桃红四物汤合通络驻景丸加减；②气血两虚、脉络瘀阻型，方用补阳还五汤合六君子汤加减；③气阴两虚、痰瘀互结型，方用通络驻景丸合生脉散、二陈汤加减；④阴阳两虚、痰瘀蕴结型，方用通络驻景丸合金匮肾气丸、温胆汤加减。刘文华等则分为：①气阴两虚型，以生脉散合杞菊地黄丸加减；②瘀阻脉络型，眼底可见出血，可用生蒲黄汤加减，若出血停止，治疗当用桃红四物汤；③痰血凝滞型，常用补阳还五汤酌加夏枯草等软坚散结类中药；④阴阳虚损型，常用右归饮加减。糖尿病后期阴虚血瘀证的 DR 患者根据活血化瘀的原则给以桃红四物汤合驻景丸加减进行治疗，可显著提高患者视力与眼底积分，改善眼底症状。

2. 单味药和中成药治疗　随着药理学在中药学中的应用，中医药治疗疾病从多味药配伍整体调整患者功能向单味药的单一活性成分发展。张启明等研究示葛根素可有效减缓 2 型糖尿病大鼠视网膜神经节细胞的凋亡，改善 2 型糖尿病 DR 的进程，其机制可能与抑制 Nrf2/ERK 通路的激活，减轻视网膜组织的炎性反应及氧化应激损伤有关。刘国安等研究发现丹参酮

ⅡA 磺酸钠能够改善非增生期 DR 患者的视网膜血流动力学状态及视网膜微循环。刘学梅等发现三七可降低糖尿病大鼠血小板黏附率、血小板聚集率，改善糖尿病大鼠视网膜中央动脉的血供，对早期糖尿病大鼠视网膜微血管血流动力学具有一定的改善作用。

补肾明目胶囊源自张风梅教授的经验方，具有补肝肾、化瘀血、清热养阴的功效，与非增生型 DR 肝肾阴虚、脉络瘀阻的病机相符合，李亚敏等通过给予肾阴虚兼血瘀型非增生型 DR 的患者口服补肾明目胶囊，取得了较好的治疗效果。中成药芪贞降糖颗粒对肝肾阴虚型非增殖期 DR 患者治疗后显示，眼底积分、荧光造影积分、血糖水平均显著低于对照组患者，视力水平明显提高，临床有效率为 90.00%，中医证候治疗有效率为92.50%，能显著改善患者临床症状，有效缓解中医证候且不良反应较少。临床上治疗 DR 的中成药种类繁多，面对不同阶段的眼底改变、不同的临床证候，我们应选择恰当的药物。

（三） 中医药特色疗法

1. 中药离子导入治疗　中药离子导入法，是把中药药汁制作成导入液，通过直流电等形式，导入到眼部局部位置。与传统用药方法不同，这种局部给药的方法能提高药物的生物利用度，更好地发挥药物治疗作用。江志华等关于局部离子导入治疗 DR 的研究显示，中药联合丹参注射液离子导入是治疗 DR 的一种有效方法。

2. 针刺和耳穴治疗　针刺和压耳穴作为中医独特的治疗方法，对于 DR 的治疗有较好效果。朱丹在观察针刺联合和血明目片治疗 DR 的临床疗效时，发现观察组在对照组的基础上加以针刺治疗，结果对照组和观察组有效率分别为 71.4%、83.3%，结论针刺联合和血明目片治疗 DR 的综合疗效优于单纯用药，疗效确切，值得临床推广应用。夏丽芳认为中药熏洗治疗 DR 可抗病毒、抗菌、促进炎症吸收，同时改善眼底微循环。刘芳等主张针灸及热熨等中医适宜技术治疗 DR，安全有效，操作简便，费用低廉，值得在 DR 治疗中进行推广。

目前 DR 作为糖尿病的常见并发症，不仅发病率高而且还缺乏有效的治疗手段，运用中医中药治疗本病有独特优势，能有效延缓 DR 进程，改善病情，国家及医学界正积极推进中医药防治 DR 在临床上的研究及广泛应用。但目前中医药防治DR还有很多问题：①中医药对 DR 防治作用的机制还不清楚；②DR 的临床表现复杂多样，加之临床医生在辨证诊治中带有强烈的个人主观性，使 DR 的辨证治疗不够客观和规范；③DR 作为糖尿病的慢性并发症之一，具有病程长、发病频率高的特点，患者对传统中药汤剂的依从性差。因此，深入研究中医药防治 DR 的机制，解决影响其临床应用的问题，提高其临床疗效，是我们面临的挑战和重任。

（赵晓玲、徐灿坤）

第四节　糖尿病肾病流行病学及中医药研究进展

糖尿病肾病（DN）是糖尿病（DM）最常见的慢性并发症之一，由糖尿病性微血管病变所致，也是导致 DM 患者死亡的主要原因。由于 DM 引起的肾小球高灌注和高滤过，导致肾小球基底膜增厚和血管通透性增加，进而出现蛋白尿、高血压、水肿等症，晚期可发展为肾功能衰竭，严重影响患者的健康状况和生存质量。中医药治疗本病疗效显著，本文结合近年来的相关研究，将 DN 的流行病学及中医药研究进展进行综述，以期为其中医药临床治疗提供参考依据。

一、流行病学

随着人均寿命的延长和生活方式的改变，我国 DM 的发病率呈上升趋势，DN 的发病率也随之上升。在我国，目前 DM 患病率达 9.7%，全国约9 000 万糖尿病患者，其中有 30%～50% 的糖尿病患者会并发 DN。DN 引发的终末期肾功能衰竭已成为糖尿病患者的主要并发症及死因。在美国，由糖尿病肾病引起的终末期肾病占 44%，在韩国这一比例高达 48%。国内研究中，2005 年对湖南省 5 家中医院（科）共 1 433 例 2 型糖尿病住院患者并发症的调查研究发现，DN 的患病率为 25.4%。DN 患病率的评估具有很大差异。1 型和 2 型糖尿病中肾病的发生率有所不同。据一般统计，1 型糖尿病患者肾病的发生率为 30%～40%，2 型糖尿病为 20%～60%，并且

DN的发生率也有种族差异。病程20年以上的美国人比马印第安人和日本人DN的发生率高达50%~60%，美国黑人2型糖尿病导致终末期肾病比其他人种高2~6倍，墨西哥裔美国人则高4.5~6倍。总体来说，受不同地区、不同种族等多因素的影响，DN的发病率也不尽相同。

二、中医病机

在古代中医文献中并无"糖尿病肾病"这一病名记载，古代医家大多以其临床症状分别予以命名，如"消渴""尿浊""下消""水肿"等。如《血证论》云："瘀血化水，亦发水肿，是血病而兼水也。"《金匮要略》言："血不利则为水。"提示消渴日久，阴损及阳，阳虚寒凝，血行不畅而致瘀血阻络。刘晓红认为糖尿病肾病的基本病机为脾肾阳虚、脉络不畅。王永正则认为糖尿病肾病的发生与脾肾虚损关系密切。全小林等则认为，DN基本病机为虚、瘀、浊，并将其分为脾瘅肾病和消瘅肾病，前者是以气虚阴伤为主，后者则以虚、热、瘀为主。关于本病的中医病机，诸位医家有各自的见解，但是大多数认为总属本虚标实，虚实夹杂。本虚以脾肾亏虚为主，标实则指水湿、痰浊、瘀血、毒邪等。《素问》云："正气存内，邪不可干；邪之所凑，其气必虚。"DN的发病基础是正气不足，最主要的是肾气与脾气的不足。肾为先天之本，主生长发育生殖与脏腑气化，主水；脾为后天之本，主运化，主统血，脾气主升。脾肾两脏亏虚，脾肾气虚则无力推动水液的正常代谢和血液运行，水湿、痰浊、瘀血等相应而生。因此，本病以脾肾亏虚为本，水湿、痰浊、瘀毒等邪实为标。

三、中医治疗

（一）辨证分型

准确辨证才能对症用药，临床上诊治糖尿病肾病病变时需要根据患者的症状进行准确辨证分型。盛凌敏将其分为气阴两虚型、肝肾不足型、脾肾两虚型和肾虚瘀血型4个证型。梁凤天等根据DN的临床症状将其分为燥热阴虚、气阴亏虚、脾肾气（阳）虚和阳衰浊毒瘀阻4种证型。马居里则根据病变程度，将DN分为气阴两虚、阴虚火旺、阴阳两虚、燥热、瘀血等证型。聂莉芳将DN分为早、中、晚三期进行辨证论治。早期以肺胃热盛、气阴两亏多见。中期可分为以下几种证型：气虚水停、阴虚水停、阳虚水停、湿热内蕴、气滞水停、血瘀水停。晚期又分为以下四种证型：肺脾气虚证、肝肾阴虚证、脾肾阳虚证、气阴两虚证。聂教授认为随着病情的进一步发展，还可细分为虚损期和关格期，前者以气阴两虚多见，可进一步分为偏气虚、偏阴虚及二者并重三种情况；后者又可分为寒湿中阻证和湿热中阻证。

（二） 中医药治疗

1. 单味中药治疗　随着中药药理学的研究日益深入，单味中药对于 DN 的疗效及其作用靶点的研究已愈发受到关注。刘婧等研究发现，黄芪、丹参、生地黄在中医治疗早期糖尿病肾病中效果显著。钟娟等研究表明川芎嗪可通过改善血液流变学、降低血糖、抑制醛糖还原酶活性来保护 DN 大鼠肾脏功能。大黄性寒，中医认为可通腑泄浊、活血化瘀、清热解毒。何紫阳等研究显示大黄可通过减少肠道中氨基氮的重吸收、抑制残余肾组织的代偿性肥大和肾小球系膜细胞的增殖、减少蛋白尿、改善氮质血症和微循环以及抗血栓等作用，以有效延缓 DN 的进展。

2. 专方治疗　郭相宽采用益气养阴消癥通络方治疗早期 DN，能有效降低尿微量白蛋白，改善肾功能，且无明显不良反应，总有效率可达 95.24%。寇天芹运用真武汤治疗脾肾阳虚证的 DN 患者，尿白蛋白排泄率、24 h 尿蛋白定量显著降低，明显改善了患者的证候和肾功能。王浩郁运用猪苓汤治疗水热互结、阴津亏虚证的 DN 患者，7 天后浮肿明显减轻，1 个月后尿常规恢复正常，肾损害明显减轻，对肾脏具有显著的保护作用。

3. 中药注射剂治疗　针对本病的病因病机，具有益气养阴、活血化瘀作用的中药注射液日益受到重视。如王凡香等运用丹红注射液治疗早期 DN 患者，可改善肾微循环和肾血流，对于抑制肾病进展具有较好的效果。血栓通注射液是以具有活血祛瘀之功效的三七制成，现代药理研究表明，其具有改善微循环、调脂、抗血小板聚集及保护肾功等作用。舒血宁注射液、肾康注射液、丹红注射液等中药注射液可以显著降低 DN 患者的 24 h 尿蛋白定量、Scr、BUN 等。

4. 中医外治疗法　针灸、灌肠等中医特色外治法在 DN 的治疗中效果显著。针灸疗法通过刺激相关穴位，达到舒通经络、宣通气血、调节脏腑的功效进而改善病情。如韩向莉等将50例2型DN患者随机分为对照组与治疗组，治疗组在对照组基础上予解郁健脾滋肾祛瘀汤配合针刺穴位（夹脊、胃脘下俞、期门、章门、中脘、天枢、地机、太溪）进行治疗，结果显示治疗组的疗效明显优于对照组。中药灌肠法是依据《黄帝内经》中"开鬼门，洁净府，去宛陈莝"的中医理论，通过通腑排毒来达到治疗疾病的目的。何泽将60例Ⅳ期DN患者随机分为治疗组与对照组，治疗组在对照组基础上加用中药保留灌肠，结果显示治疗组总有效率87.5%，明显优于对照组的63.3%。

综上所述，DN的发病机制较为复杂，现代医学至今尚未完全阐明。糖尿病的暴发性增长带来糖尿病肾病的大幅度增加。众多研究表明，中医药防治DN的研究取得较大进步，在改善症状、减少蛋白尿、减轻肾功能的损害等方面效果显著，且不良反应小，安全性高，临床上值得推广，但仍需进一步探讨研究，才能更好地推广应用于临床。

（蒋丽萍、徐灿坤）